님께

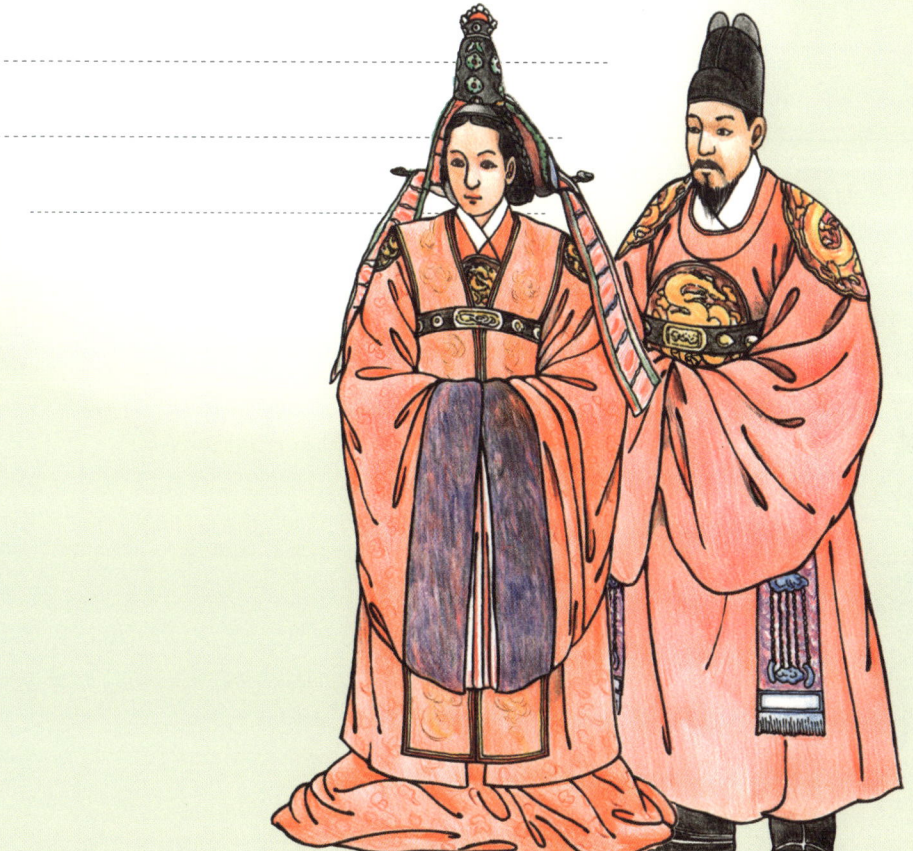

A book review
서평

민화는 '한국색(韓國色)'의 정수다

최근 우진하우스가 펴낸 '시니어를 위한 뇌건강 민화 컬러링북' 4권이 눈길을 끌고 있다. 본격적인 민화 작품집이 출판된 것이다. 신선한 충격이 아닐 수 없다. 아마 조자용이 살아 있었다면 대대적인 전시회를 열고 크게 판을 벌였을 것이다.

제3권은 조선시대의 의상을 들여다보는 전통의상 컬러링북인 '회상을 부르는 컬러링북'이다. '곤룡포', '관복', '활옷', '원삼', '도포', '도롱이' 등의 작품이 수록돼 있다. 조선시대 의상은 화려하다. 색채의 향연이다. 왕이 입는 '곤룡포'를 비롯해 관복 등은 지금의 복장보다 훨씬 품위가 있고 강렬하다. '회상을 부르는 컬러링북'의 다양하고 화려한 전통의상을 보고 있으면 '색(色)'의 본디를 깨닫게 된다. 그런 의미에서 지의홍의 민화는 한국색(韓國色)의 정수다.

유치원 미술교재 개발에 선구적 역할을 담당해왔던 우진하우스는 그동안 출판계에서 지나치게 저평가되었다고 본다. 미술평론에 문외한으로 법학전문대학원에서 형사법을 가르치고 있는 필자는 솔직히 지의홍 작가의 작품이 좋다. 그냥 좋다. 보고 있는 그 자체만으로도 흥이 난다. 좋은 일이 생길 것만 같다. 지희홍의 '시니어를 위한 뇌건강 민화 컬러링북' 4권은 평범한 독자들에게 무병장수와 만복을 가져다 줄 것으로 확신한다.

정 한 중 (한국외국어대학교 법학전문대학원 교수, 변호사)

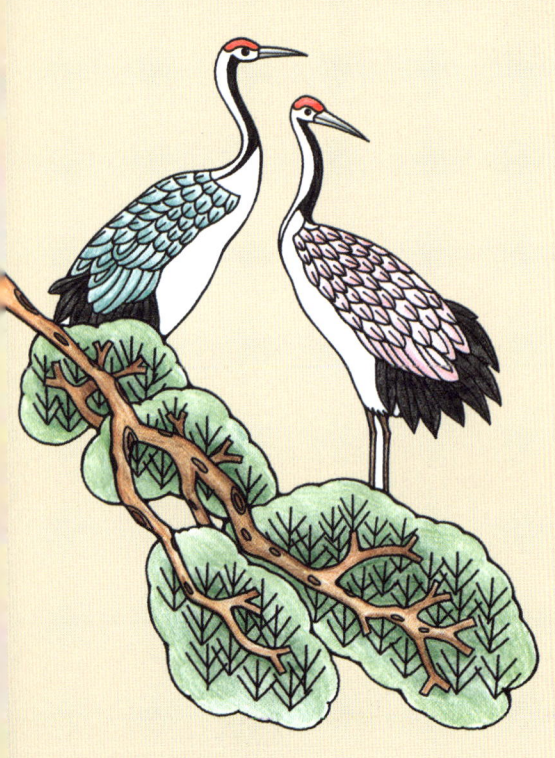

Impomation

권별소개

조선, 불과 100여 년 전 이 땅에 살았던 사람들의
소망과 염원을 민화 등의 색칠을 통해 살짝 들여다봅니다.

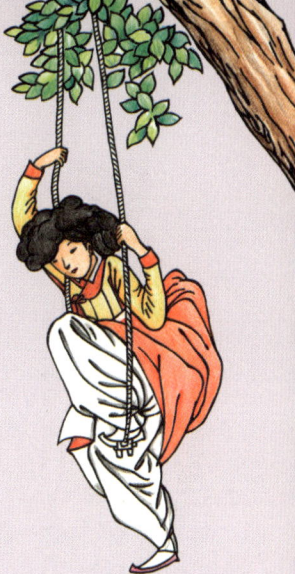

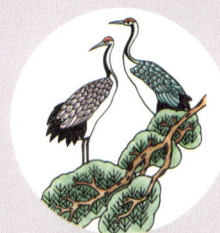

1권 : 복을 부르는 민화 컬러링북

고려 시대부터 조선 후기의 시대적 가치관으로 삶의 저변에 자리한 도교 및 신선 사상에서 비롯된 무병장수, 입신양명, 부귀영화, 등을 상징하는 십장생 등의 이미지를 통해 간절하게 소망한 민화 컬러링북입니다.

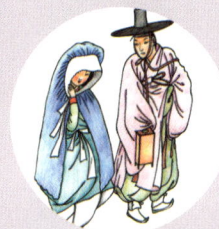

2권 : 미소를 부르는 민속화 컬러링북

조선 시대 후기 천재 화가인 단원 김홍도와 혜원 신윤복의 민속화를 색칠해보며 그 시대 사람들의 은유 자적한 풍류와 서민들의 삶에 대한 애환과 남녀 간의 로맨스를 들여다보고 당대의 삶을 간접적으로 이해하는 컬러링북입니다.

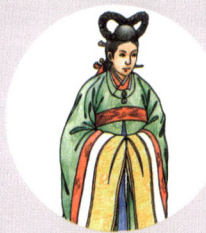

3권 : 회상을 부르는 전통의상 컬러링북

조선 시대의 궁중의상과 관복 등을 중심으로 전통의상을 색칠해보며 사극 드라마나 사극영화 등을 통해 익숙한 전통의상의 용도와 구분을 이해하여 시청을 돕고 의상의 변천과 우리 문화에 대한 이해의 폭을 넓히는 컬러링북입니다.

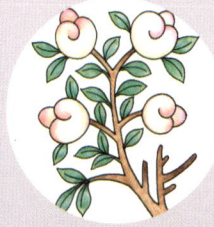

4권 : 장수를 부르는 백수백복도 컬러링북

예로부터 현재까지 모든 인간이 간절히 소망하는 공통적인 것이 있다면 그것은 무병장수일 것입니다. 백수를 상징하는 글자와 이미지를 통하여 백 세까지의 장수와 백 가지 복을 염원하는 백수백복도를 색칠을 하며 장수와 무한한 복을 기원하는 조선 시대 사람들의 마음을 엿볼까요?

4권의 컬러링북은 전통문화백과사전, 국립민속박물관, 나무위키, 다음블로그:사색의 향기(송광호칼럼)의 자료를 참고 활용하였습니다.
귀중한 자료에 감사드립니다.

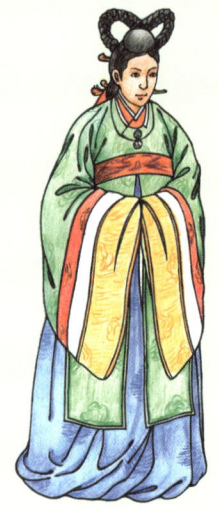

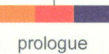

이 책을 펴내며

> 간절한 인간의 염원을 화려함으로
> 때로는 소박함으로 풀어낸 민화 이야기입니다

우리 민화의 역사는 고려 시대부터 시작되어 조선 시대에 이르는 전통문화의 한 장르로 이어져 내려오고 있습니다.

당시에는 도교 사상 및 신선계 사상에서 비롯된 다양한 이미지로 표현된 상징물을 담아 기구하였습니다.

왕세자의 국혼, 대왕대비나 왕비의 회갑연 등 궁중의 주요 행사와 장식용으로 사용된 전문 화원이 그린 십장생도를 비롯하여 서민들의 다산, 무병장수, 입신양명, 재물에 대한 염원을 다양한 민화로 표현하였습니다.

이러한 인간의 소박한 삶과 간절함이 그대로 투영된 민화는 오늘날에 이르러서는 해, 달, 구름, 물, 돌, 소나무, 대나무, 영지, 거북, 학, 사슴 등 장수를 상징하는 사물을 주제로 한 대표적인 민화인 십장생도를 비롯한 다양한 내용을 담고 있는 민화는 전통예술의 계승과 민화의 재해석 및 우리 문화 즐기기를 위해 민화 동아리 및 민화 애호가들에 의해 민화 전문 잡지의 발간 등으로 활성화되고 있습니다.

진정한 K 문화로 거듭나는 우리 민화에 대한 이해의 첫걸음으로 민화 컬러링북을 기획하였습니다. 기존 민화의 구도 및 주제를 색칠하기 편리하게 정리하였으며 현대적인 감각으로 구성하였습니다.

우진하우스 편집부

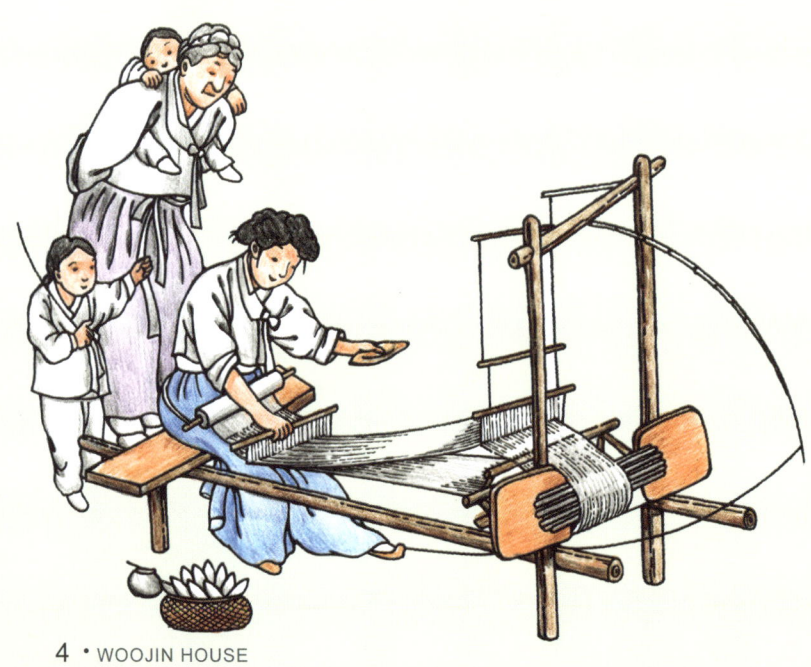

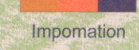
Impomation

컬러링 하기

"
조선 시대 삶의 엿보기를
부드러운 색연필을 이용해 시작해봅니다

색연필은 색연필 이외에 또 다른 준비물이 필요 없고 누구나 어디서나 간편하게 사용할 수 있는
최상의 컬러링 도구입니다.
색연필의 특성에 따른 컬러링 방법 몇 가지를 안내하여드리니 참고하세요.

❶ 진한색부터 색칠합니다.
색연필로 두 가지 이상의 색을 덧칠할 경우 먼저 칠 한색이 화지의 표면을 덮게 되어 그 위에 색칠하면 발색이 현저히 떨어지게 됩니다. 따라서 혼색 시에는 진한 색(어두운색)을 먼저 칠한 후 엷은 색(밝은 색)의 차례로 색칠하시면 발색이 자연스럽습니다.

❷ 힘 조절에 따라 농도가 달라집니다.
색연필은 손의 힘 조절에 따라서 색의 농담이 사뭇 달라집니다. 이러한 특징을 활용해 적절한 힘의 조절을 통해 더욱 입체감 있는 표현을 즐길 수가 있습니다.

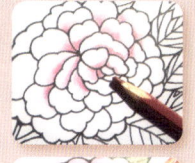 꽃잎의 어두운 부분(그림자 부분)을 같은 계열의 색 가운데 진한 색으로 먼저 색칠하여보세요.

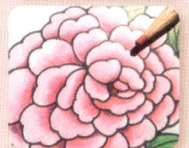 꽃잎의 어두운 부분(그림자 부분)을 색칠한 후 나머지 밝은 부분은 같은 계열의 밝은 색으로 색칠하여 마무리합니다.

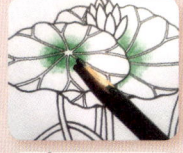 연잎의 가운데(어두운 부분)을 같은 녹색 계열 중 진한 색을 찾아 먼저 색칠하여봅니다.

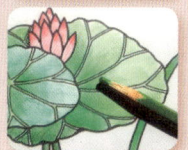 어두운 부분의 색칠이 끝나면 녹색(연두색) 계열의 색 가운데 어울리는 녹색(연두색) 계열의 밝은 색으로 색칠하여 마무리합니다.

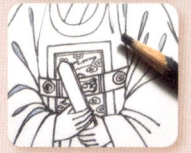 옷 주름(접힌 부분) 부분은 같은 계열의 색 중 어울리는 진한 색으로 색칠하여 줍니다.

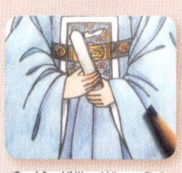 접힌 부분이나 그늘진 부분을 색칠한 후 나머지 부분은 옷을 지배하는 밝은 색으로 적당한 손의 힘 조절을 통해 마감합니다.

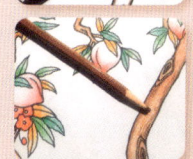 나뭇가지의 가장자리 부분과 나뭇잎 등이 겹치는 부분에는 나뭇가지에 어울리는 색 가운데 진한 색으로 먼저 색칠합니다.

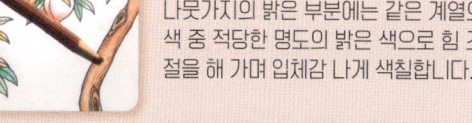 나뭇가지의 밝은 부분에는 같은 계열의 색 중 적당한 명도의 밝은 색으로 힘 조절을 해 가며 입체감 나게 색칠합니다.

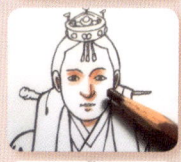 사람의 얼굴 가운데 눈두덩, 코밑, 귀, 목 등 어두운 부분에는 적당한 명도의 그림자 색으로 진하게 색칠합니다.

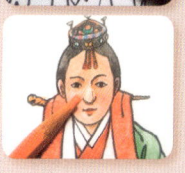 얼굴의 나머지 부분에는 살 색(살구색)으로 전체적으로 색칠을 해나가며 손의 힘 조절을 통해 입체감이 나도록 색칠하여 보세요.

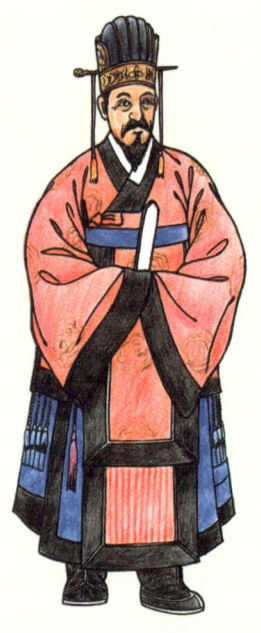

조선시대의 의상을 들여다보는
전통의상 컬러링북

회상을 부르는 컬러링북

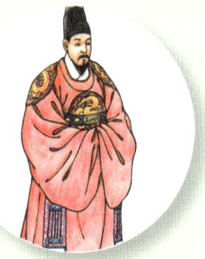
곤룡포 10

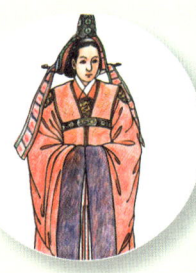
적의 12

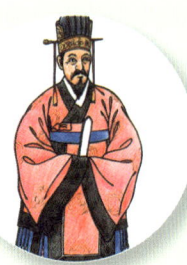
조복 14

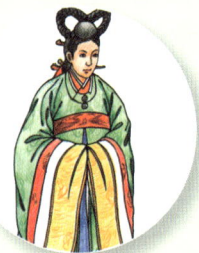
궁녀대수 16

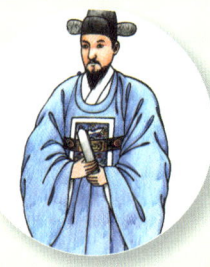
관복 18

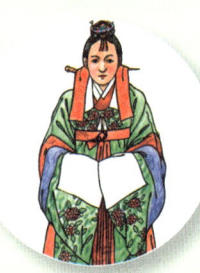
활옷 20

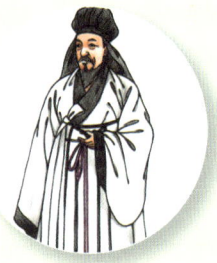
심의 22

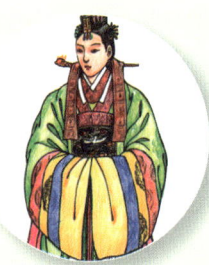
원삼 24

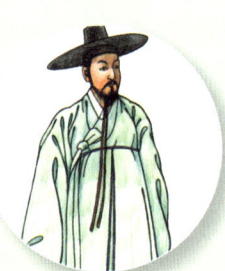
도포 26

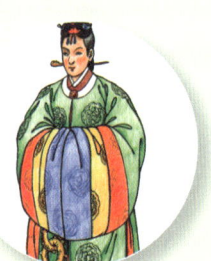
사창 원삼 28

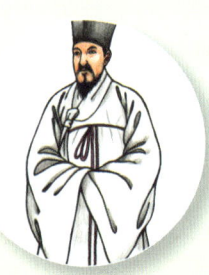
중치막 30

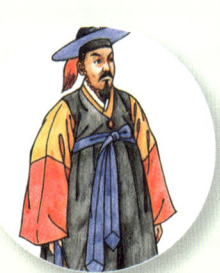
무관군복 32

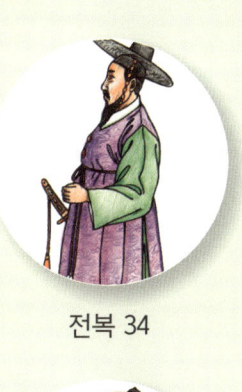
전복 34

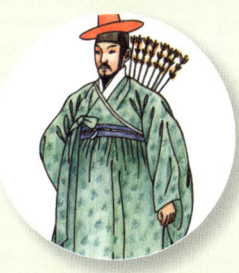
무관융복 36

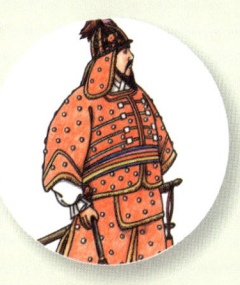
갑옷 38

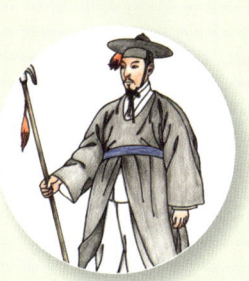
호의 40

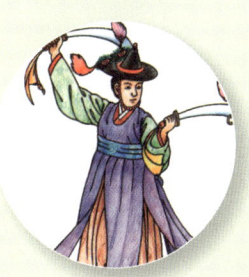
쾌자 42

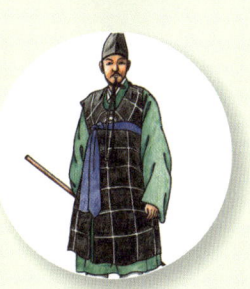
작의 44

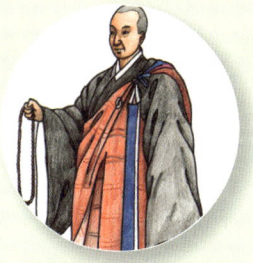
먹 장삼 46

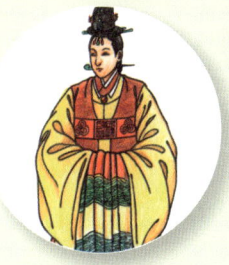
황초삼 48

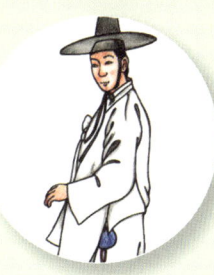
창의 50

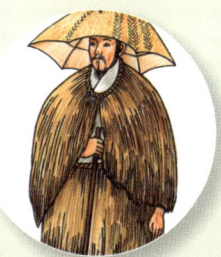
도롱이 52

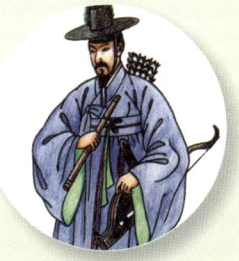
남(藍)철릭 54

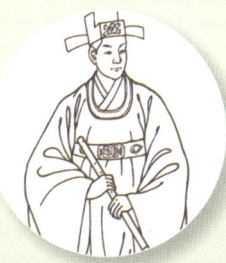
홍주의 56

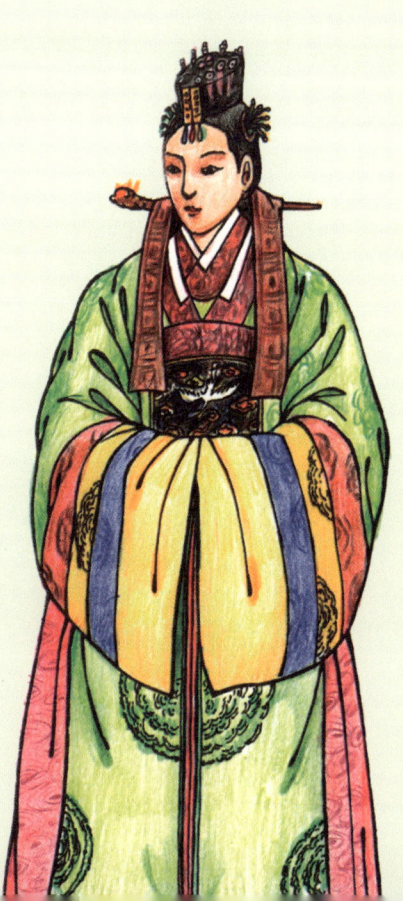

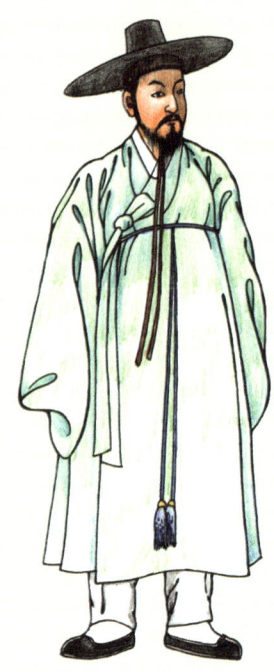

조선시대의
의상을 들여다보는
전통의상 컬러링북

회상을 부르는 컬러링북

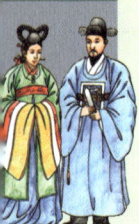

곤룡포(袞龍袍)

조선 시대 세종 때부터 대한제국 이전까지 왕이 정무를 볼 때 착용한 정복으로 가슴과 양 어깨에 용무늬를 금으로 수놓아 둥근 장식을 붙인 붉은색의 겉옷이며 어곤(御袞), 용포(龍袍)라고도 불리었습니다. 여기에 익선관(翼善冠)을 머리에 쓰고 허리에는 옥으로 장식한 옥대(玉帶)를 둘렀으며 가죽으로 만든 신발을 신었습니다.

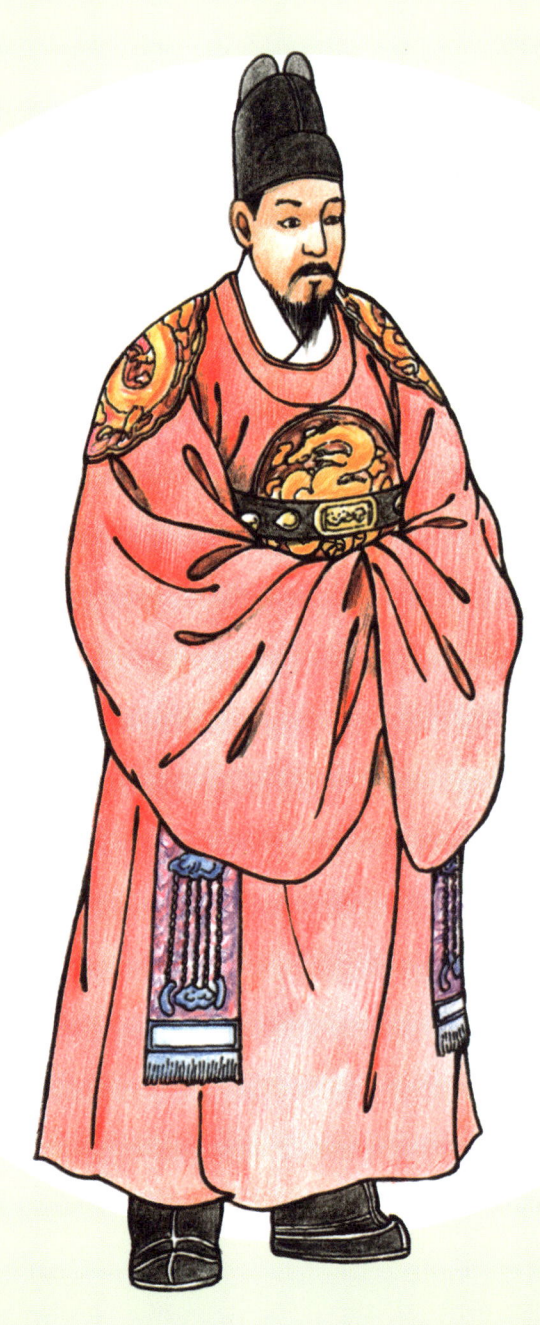

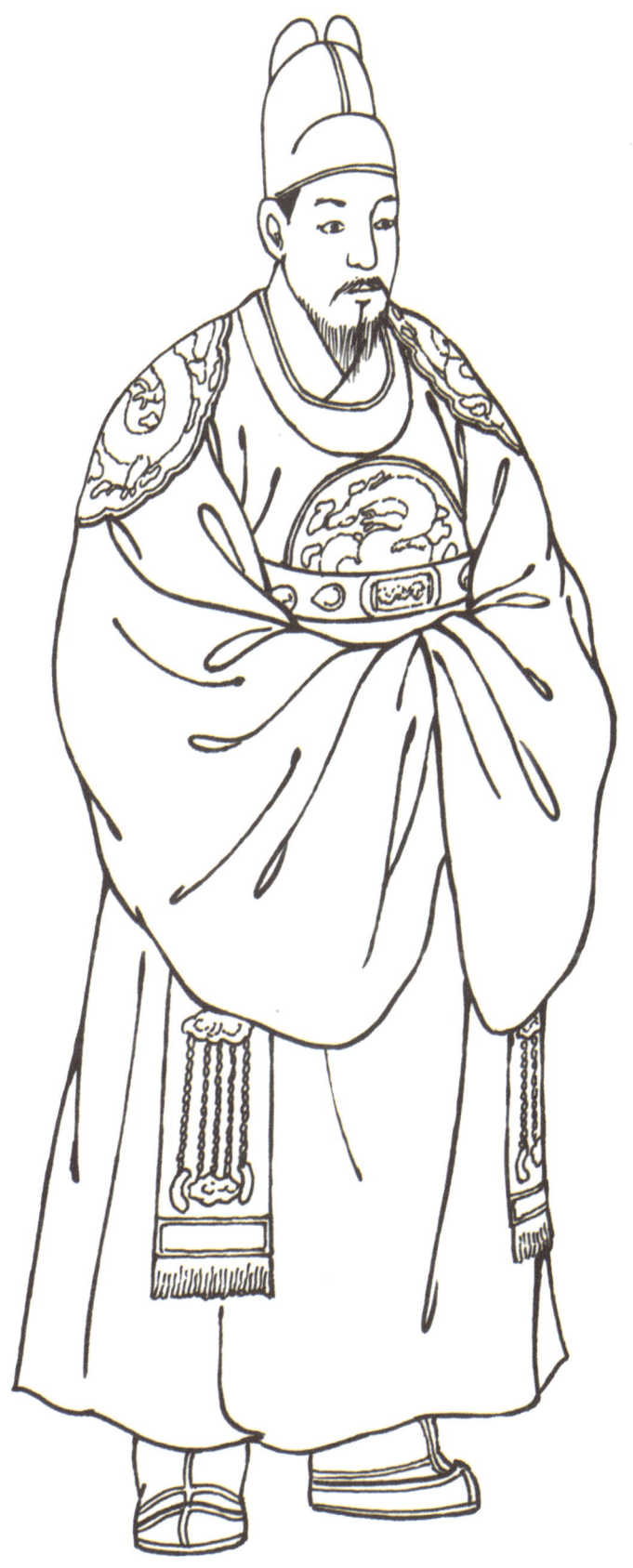

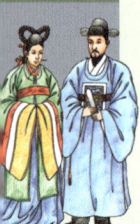

적의(翟衣)

왕비의 예복으로 왕비를 상징하는 옷이며 관모와 장식에 이르기까지 정해진 법에 따라 엄격하게 착용한 법복입니다. 붉은 비단에 청색 꿩을 수놓은 옷으로 각종 행사의 성격에 따라 다른 옷을 입기도 하였습니다. 왕비나 왕세자빈은 붉은색의 적의와 검은색 적의를 착용하였고 대한 제국의 황후와 황태자비는 가슴과 등, 양 어깨에 용무늬로 수놓은 장식을 붙였습니다.

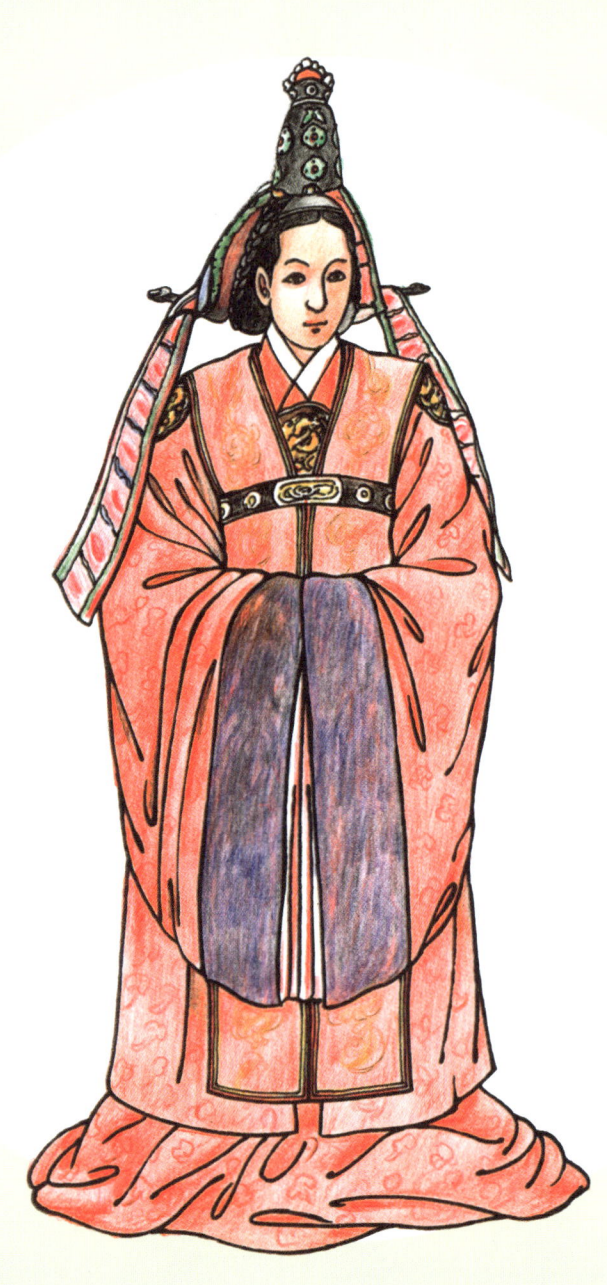

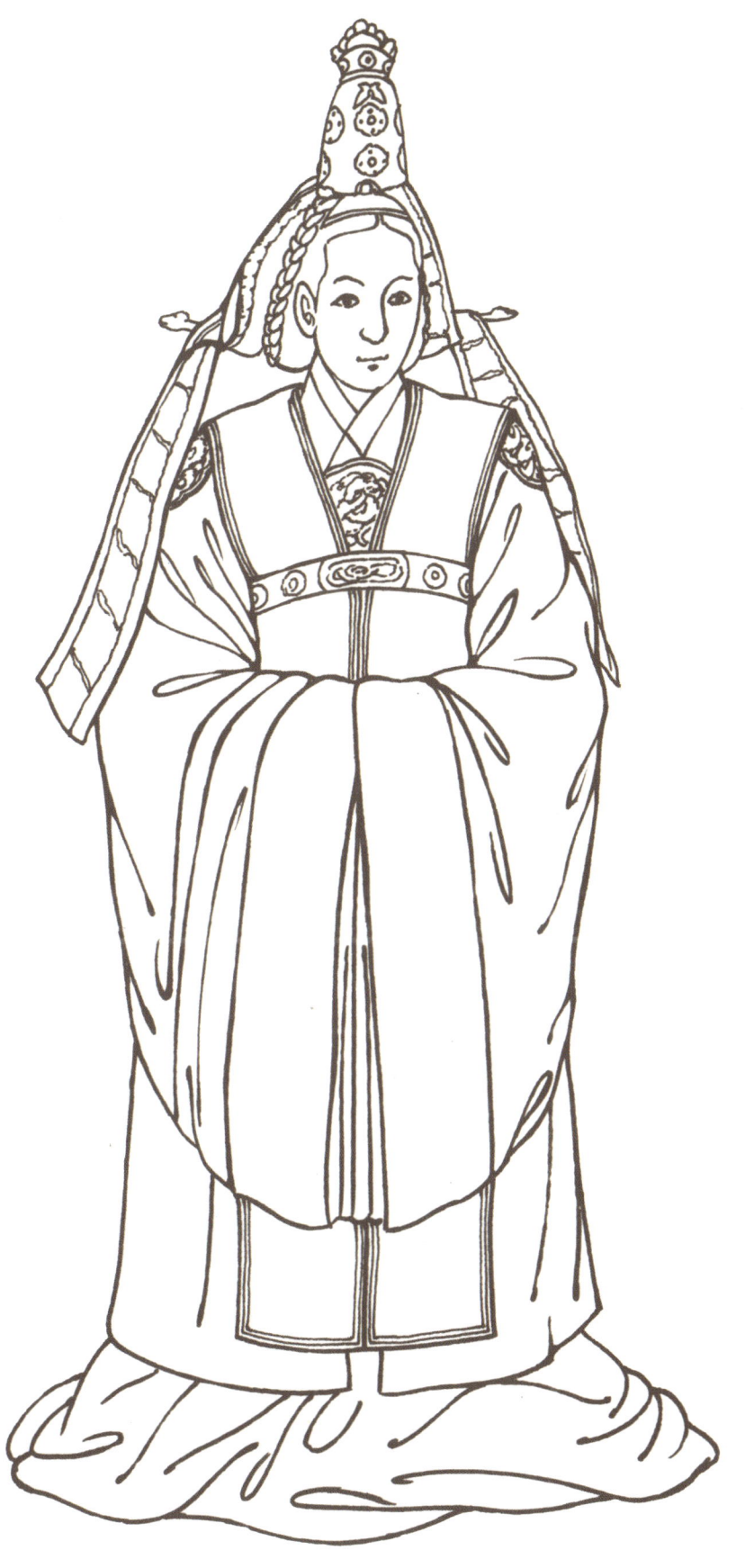

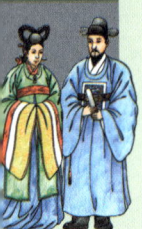

조복(朝服)

조선 태종 16년(1416년)부터 착용한 문무백관이 주요 행사나 예식에 착용하던 예복입니다. 붉은색 치마를 두르고 그 위에 붉은색의 겉옷을 걸쳤으며 머리에는 금으로 도금한 모자에 당초문양과 목잠으로 장식한 금관(金冠)을 쓰고 목화(木靴)를 신었습니다. 여기에서 금관조복(金冠朝服)이라는 말이 유래되었고 품계에 따라 색상 및 장식물 등에 차별이 있었다고 합니다.

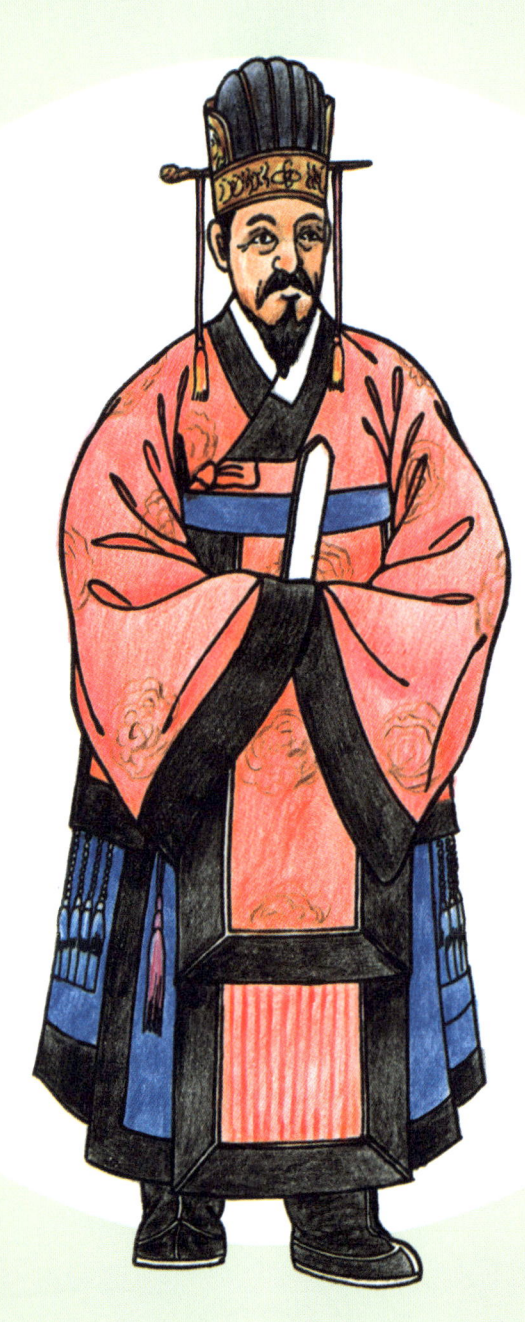

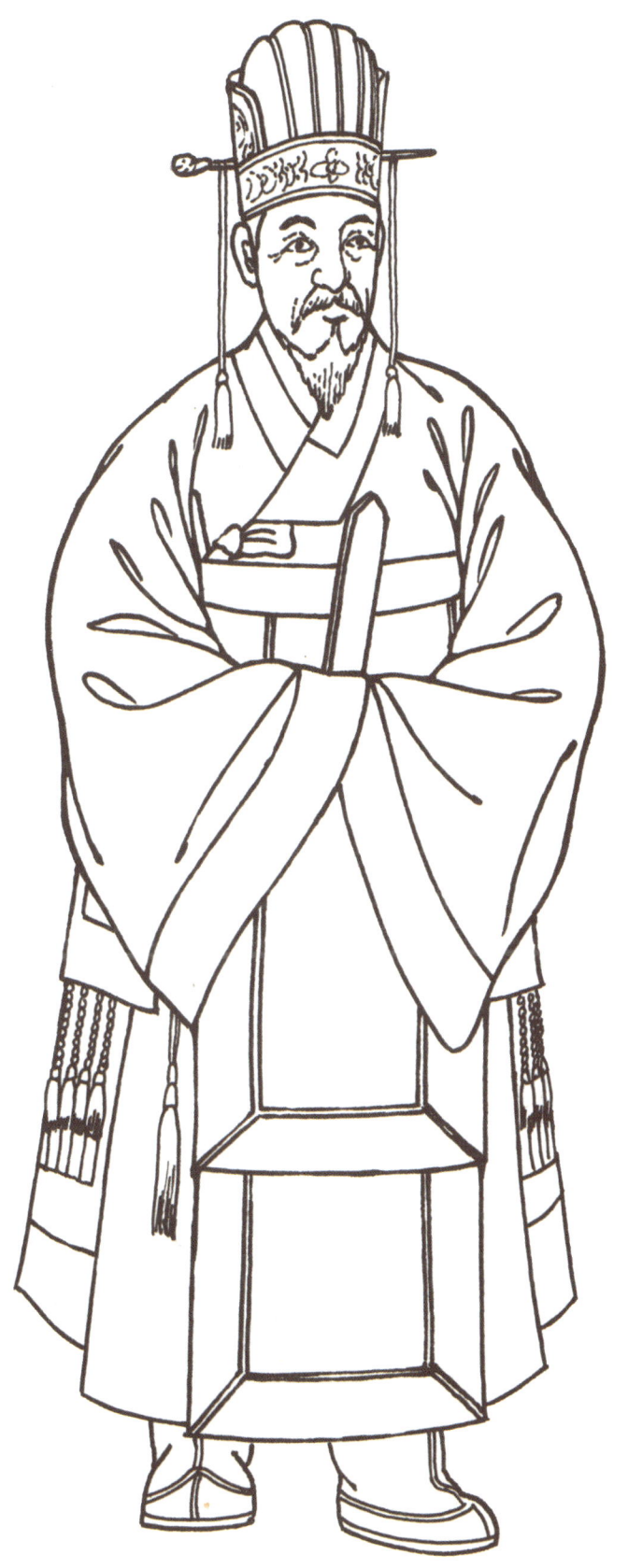

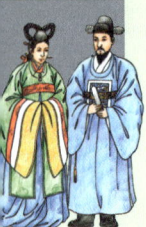

궁녀대수(宮女大首)

대수(大首)는 궁중에서 왕비와 왕세자빈 등 궁녀들이 예식에서 머리를 장식한 큰 머리인 어여머리를 말합니다. 이때에는 삼색동을 달고 금화수대를 뒤로 띠며 소매가 긴 원삼을 입었습니다. 혼례일 신부들도 이 원삼을 착용했다고 합니다.

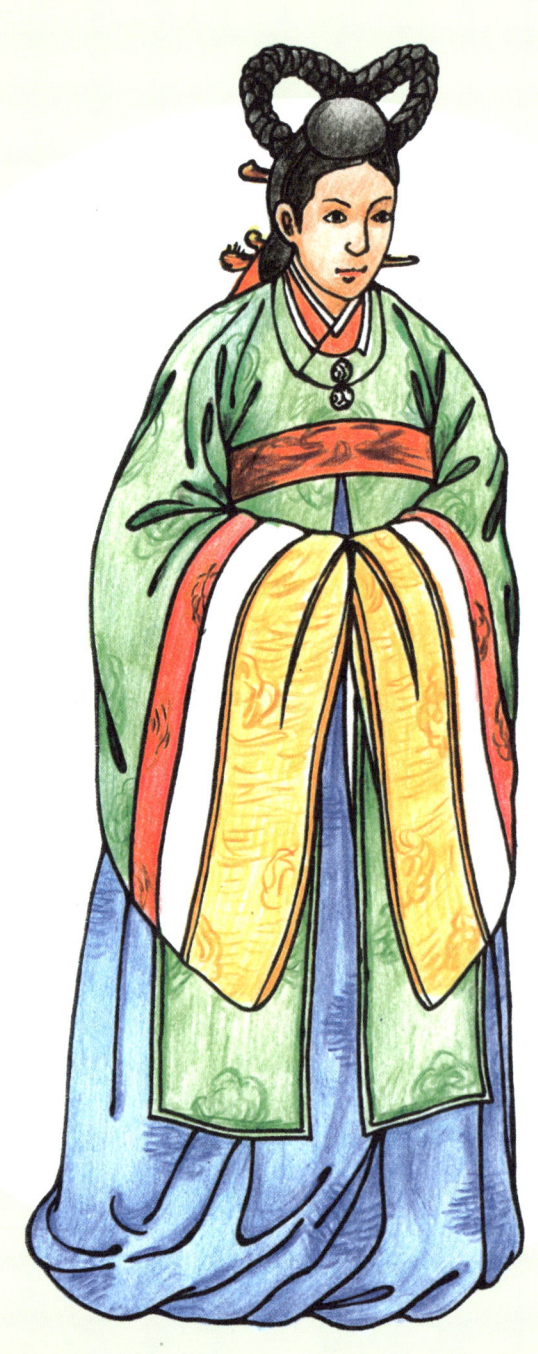

회상을 부르는
전통의상

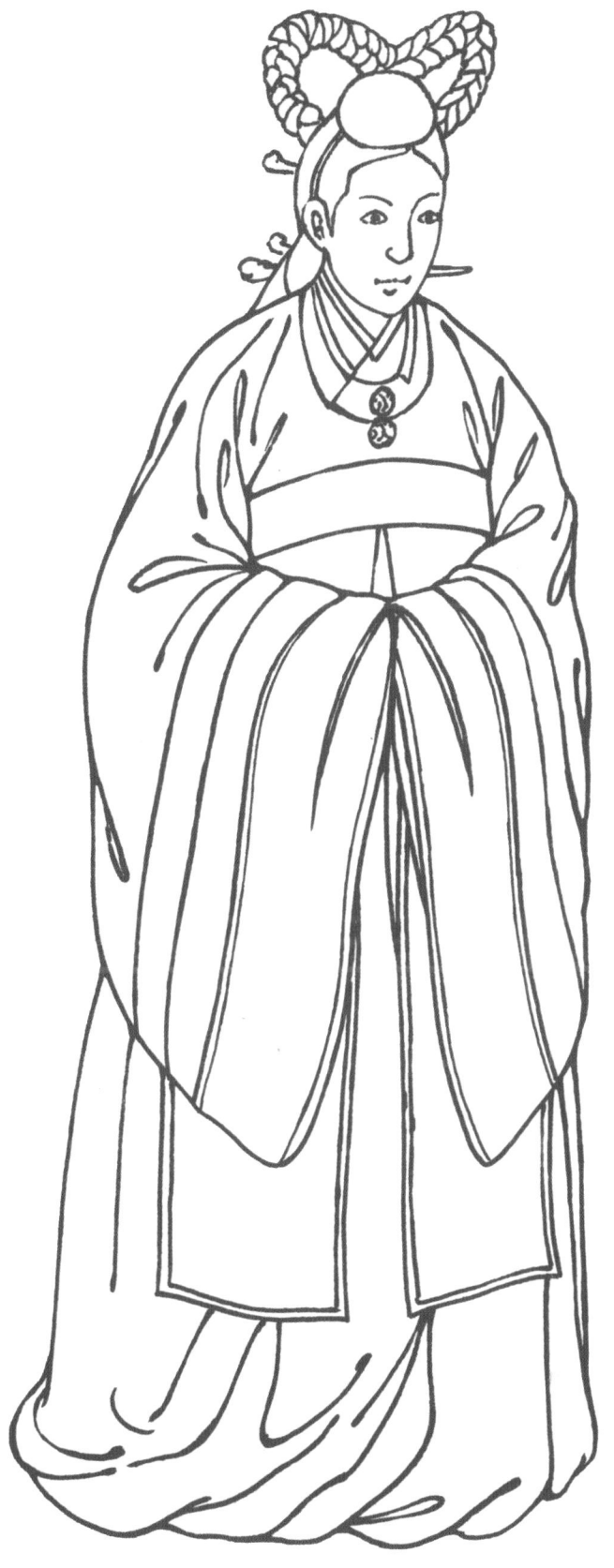

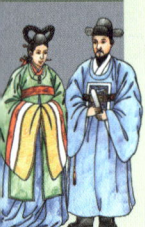

관복(官服)

조선 시대 관리의 정복으로 관에서 지급한 제복입니다. 가슴과 등에는 문관을 상징하는 학과 무관을 뜻하는 호랑이를 자수로 장식한 흉배로 장식했으며 청색은 문관 붉은색은 무관으로 관복의 색을 구분하였습니다. 흉배에 있는 학과 호랑이의 수로 품계를 두 단계로 표시하기도 하였습니다.

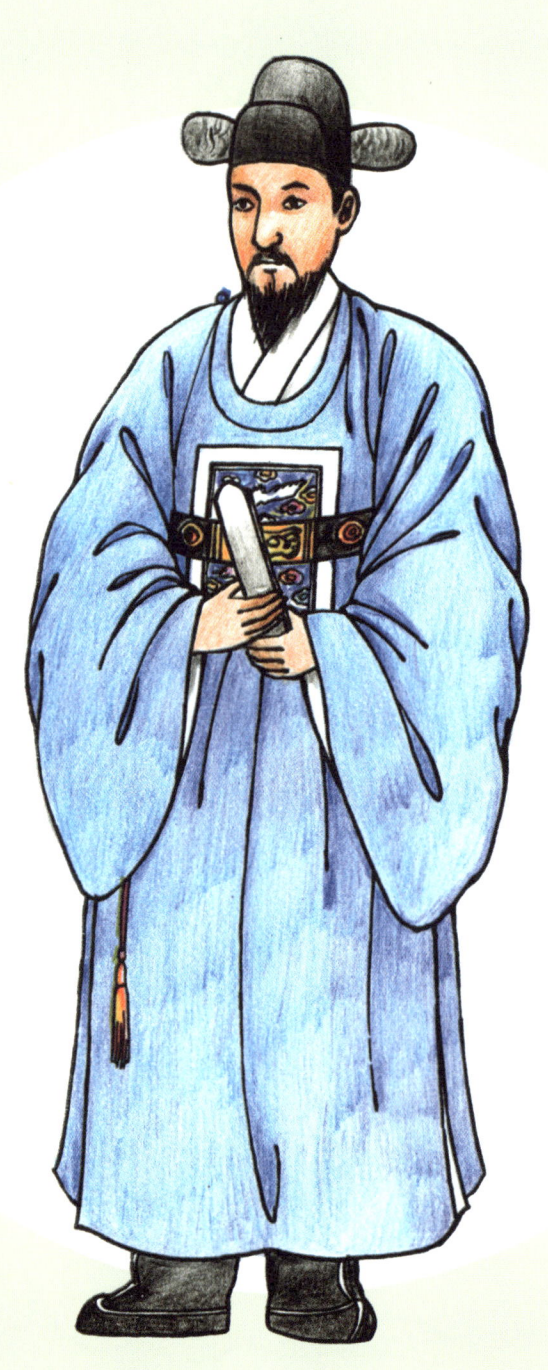

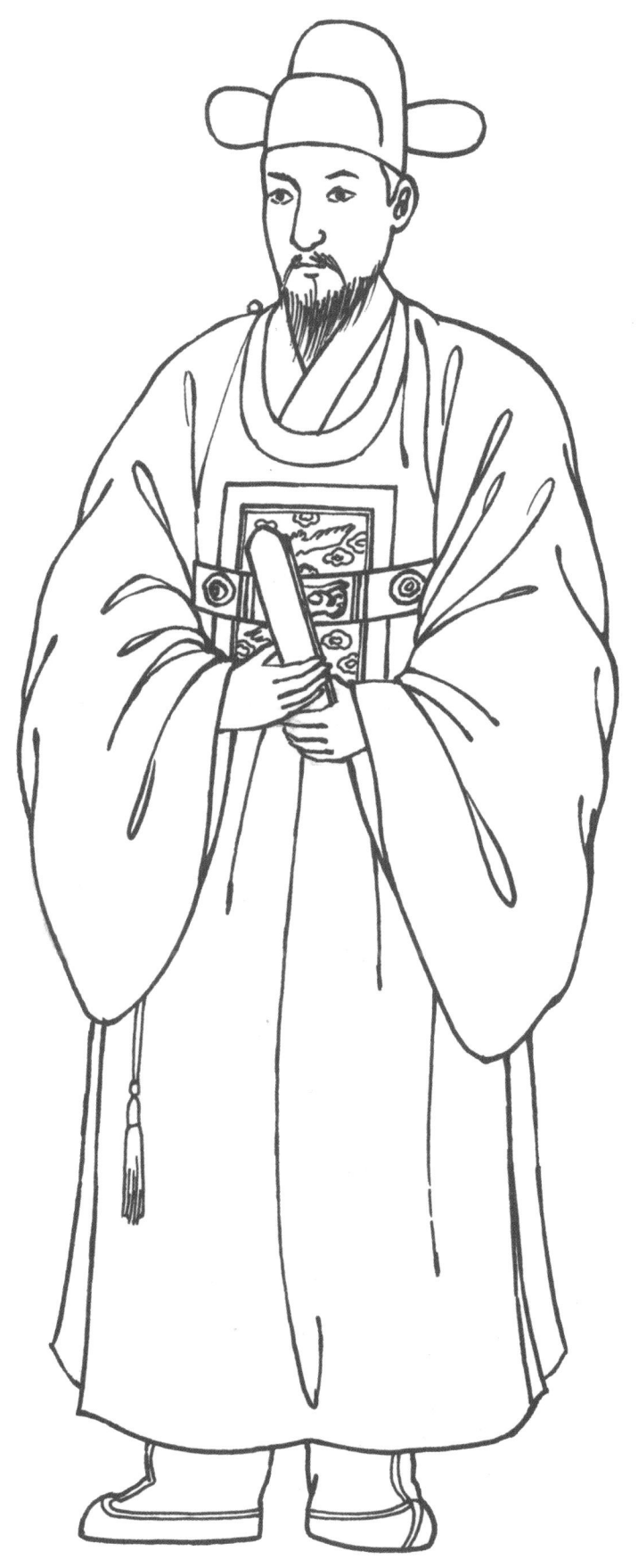

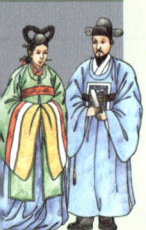

활옷

조선 시대 공주와 옹주의 대례복으로, 서민의 혼례복으로 사용한 옷입니다. 원삼과 유사하나 소매가 넓고 붉은색 비단에 노랑, 다홍, 남색의 삼색동과 흰색 한삼을 달고 가슴과 소매 끝에는 연꽃과 모란을 화려하게 수를 놓은 옷입니다.

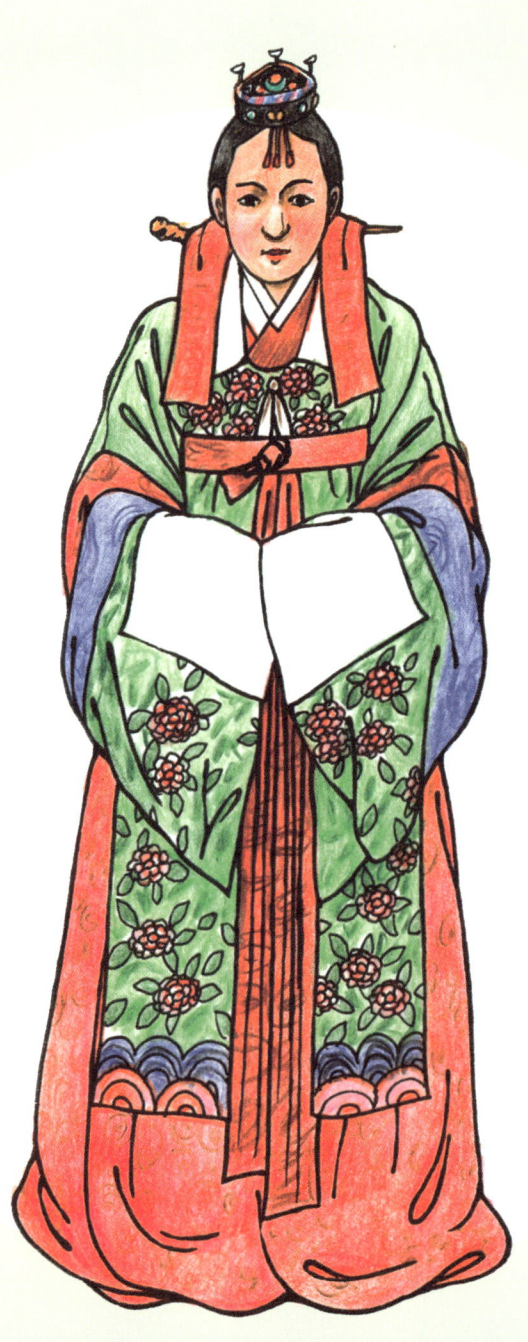

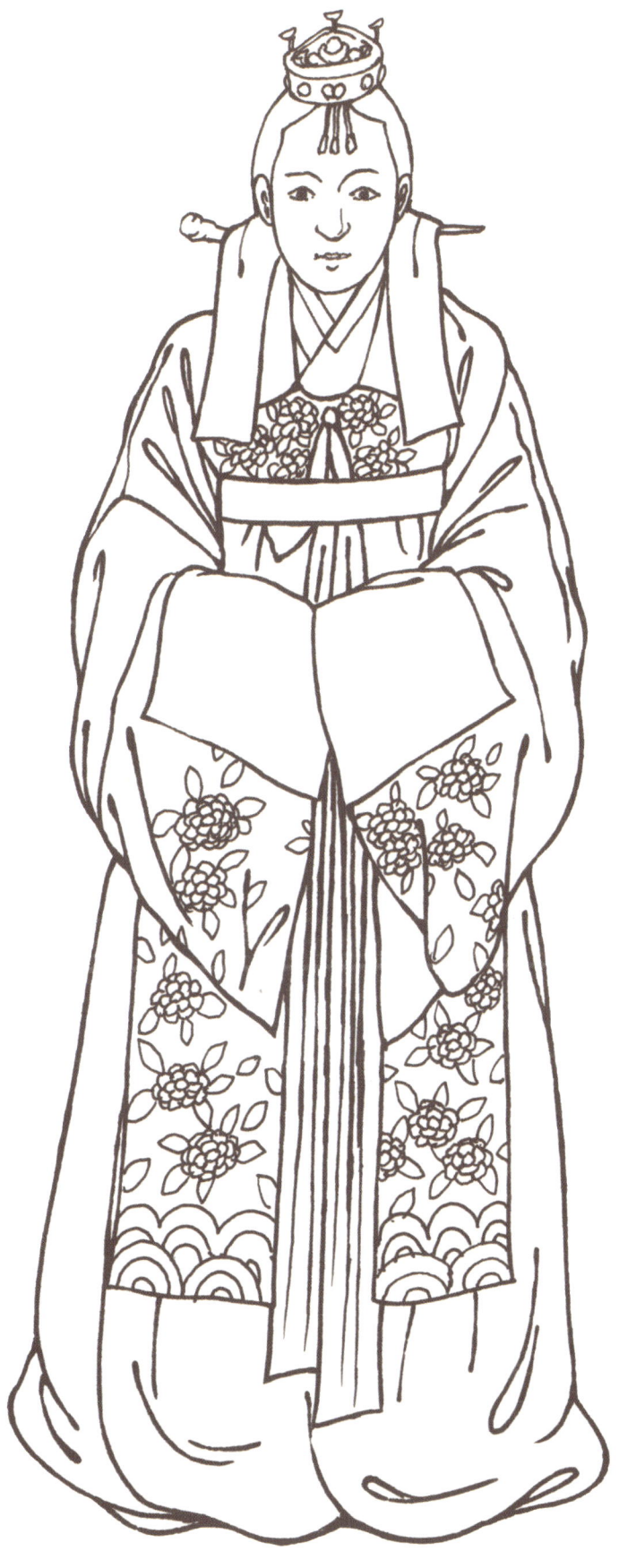

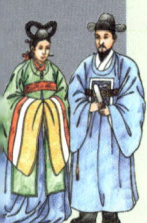

심의(深衣)

유학자들이 입던 두루마기 모양의 겉옷으로 옷 전체는 흰색의 베로 되었고 깃과 소매의 끝단을 검은 비단으로 대었습니다. 다른 옷과는 달리 의(衣)와 상(裳)을 따로 재단하여 연결하였으며 12폭의 상(裳)이 몸을 싸도록 한 것에서 심의(深衣)라고 불리었습니다. 우리나라에는 고려중기 이전부터 중국에서 전해진 옷이며 관혼상제시 사례(四禮)를 행하는 사람이 예복으로 입기도 하였습니다.

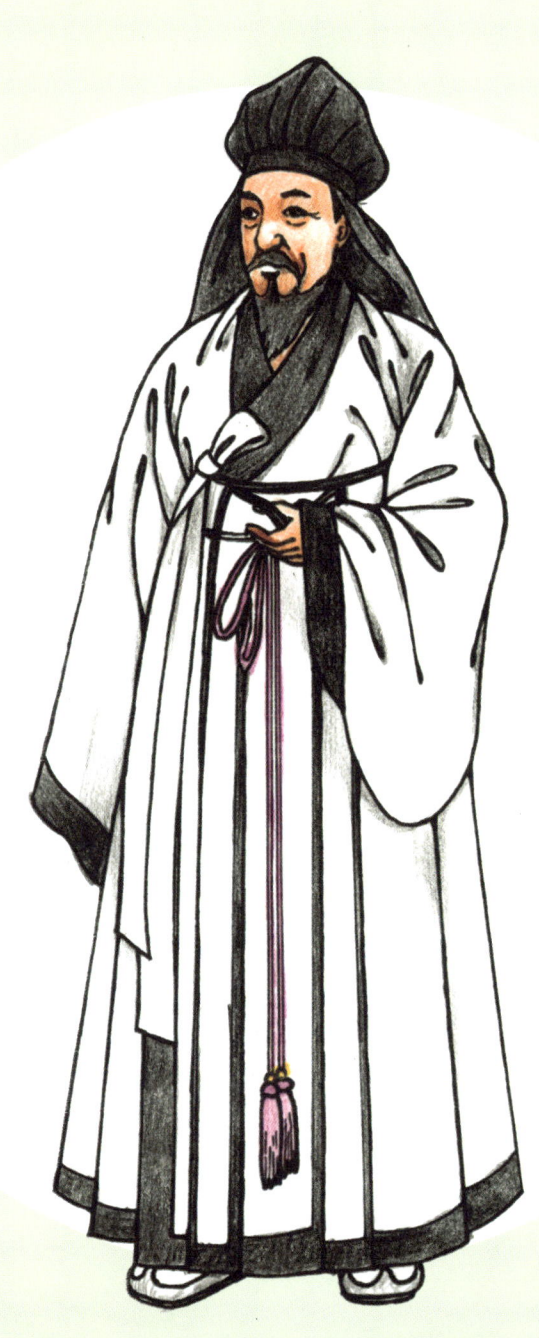

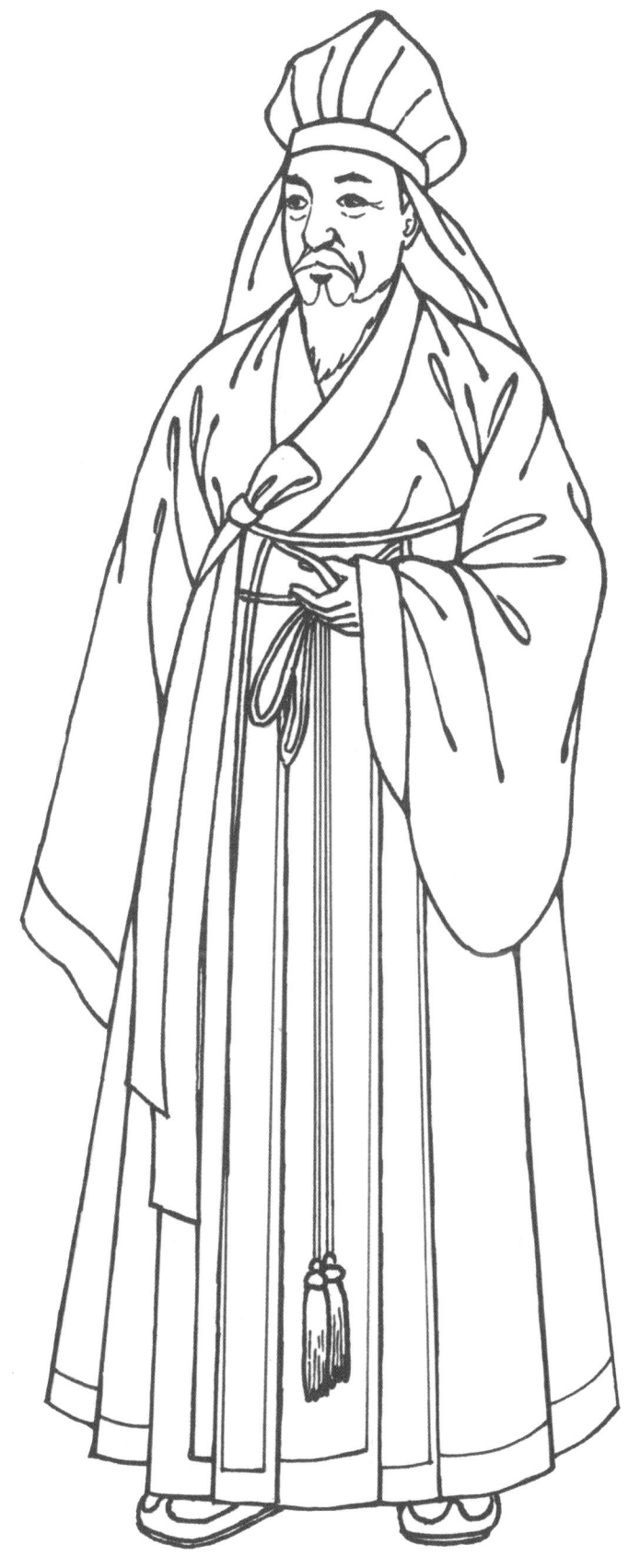

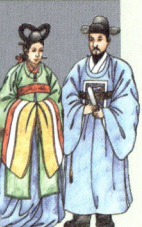

원삼(圓衫)

옷의 앞깃이 둥근 모양에서 비롯된 원삼은 비단이나 명주로 만들었으며 연두색 길에 자주색 깃과 색동 소매를 달고 옆을 튼 대표적인 왕실의 대례복입니다. 황후는 노랑, 왕비는 붉은색, 빈궁은 자주색, 공주와 옹주는 녹색으로 구분하였고 정조 이후로는 서민들에게는 혼례 때만 허용하였습니다. 원삼 착용 시 낭자머리에 족두리를 쓰고 앞머리 양옆으로 떨잠을 꽂고 안자 비녀에 드림 댕기를 드렸다고 합니다. 원삼은 현재는 폐백 드릴 때 신부의 의상으로 사용되고 있습니다.

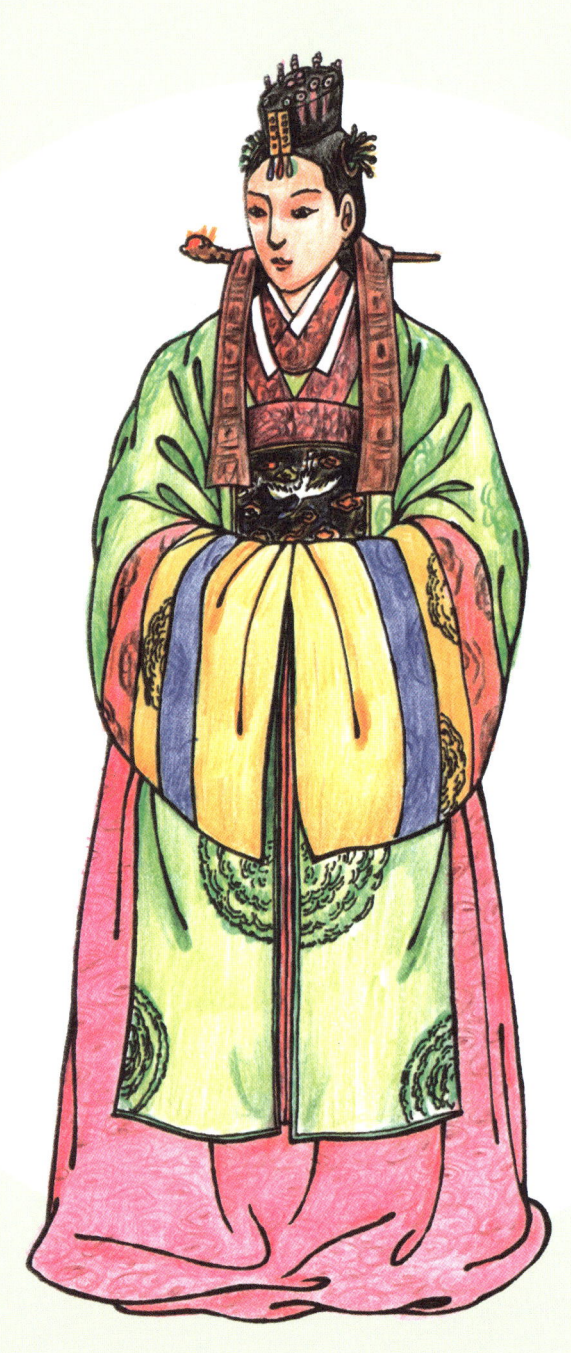

회상을 부르는
전통의상

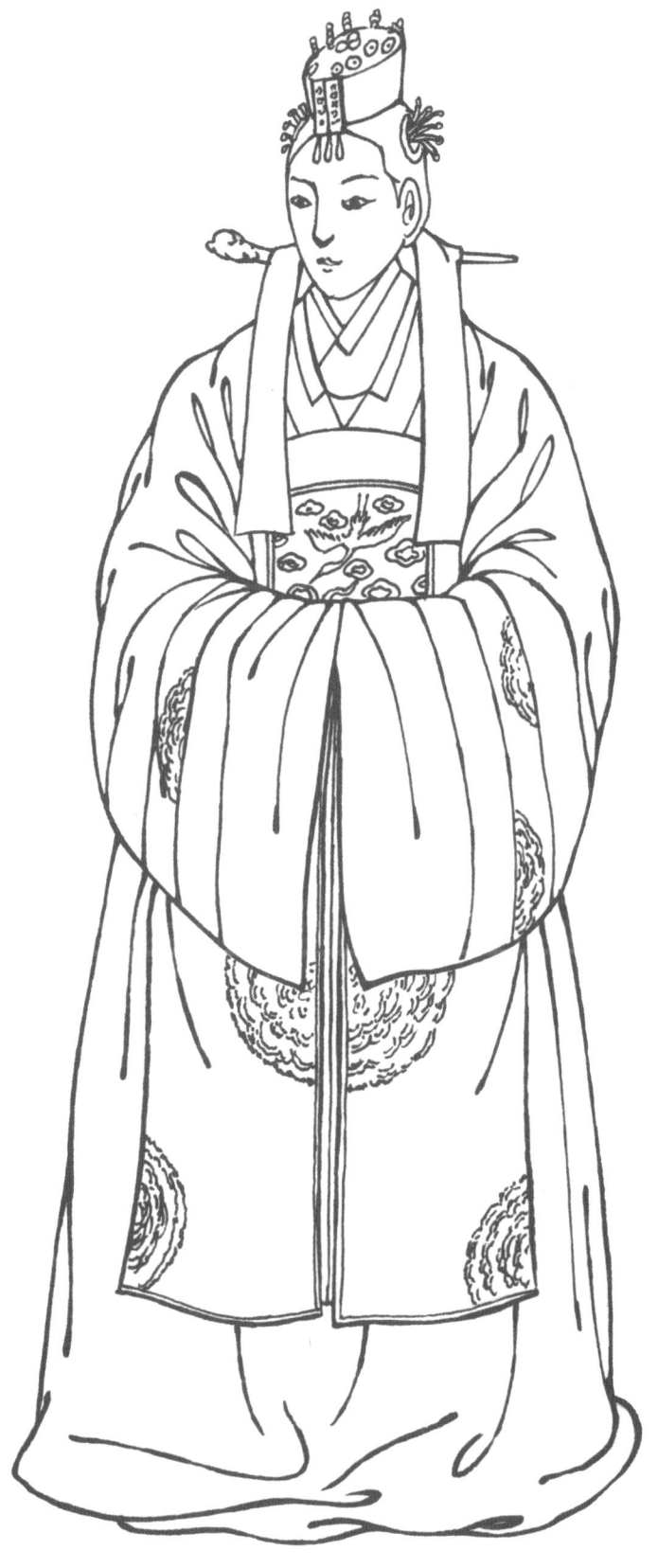

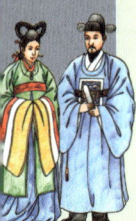

도포(道袍)

선비들이 외출 시 착용했던 옷으로 조선 중기 이후 즐겨 입었던 옷입니다. 임진왜란 이후 문관이 평시 입던 옷으로 벼슬하지 않은 선비들의 예복이기도 하였습니다. 실로 만든 허리띠를 둘렀으며 집에 거주할 때에도 관을 쓰고 도포를 입고 있었다고 합니다.

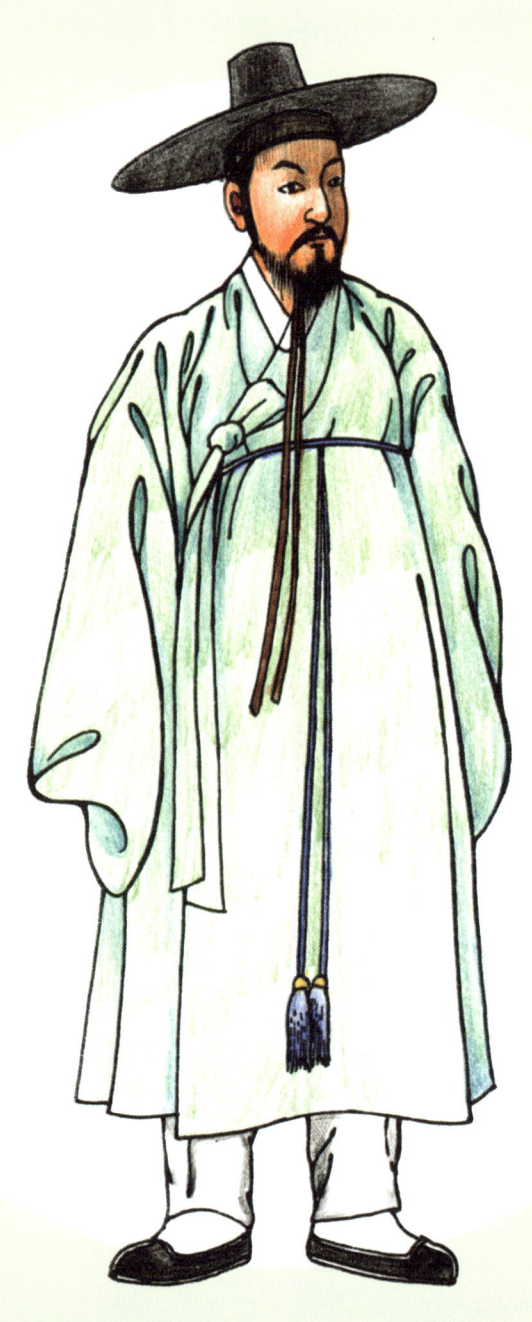

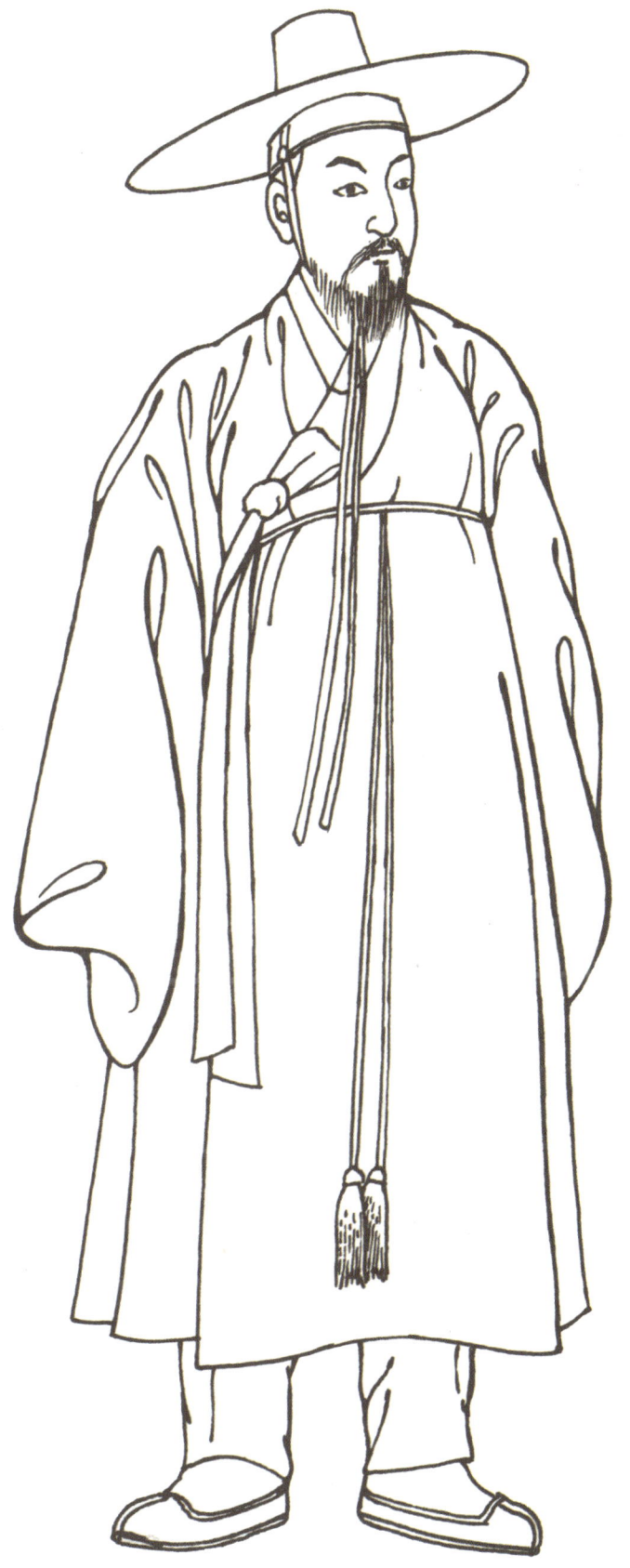

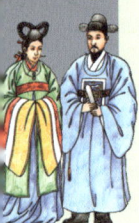

사창(沙窓) 원삼(圓杉)

비교적 거친 깁이란 명주실로 짠 비단인 사창으로 입는 웃옷으로 모양은 일반적인 원삼과 같으며 하의는 남색 치마 또는 붉은색 치마를 입고 청금수대를 뒤로 매고 허리에는 칠보로 만든 패를 차고 머리에는 화관을 쓰며 원앙혜를 신었습니다.

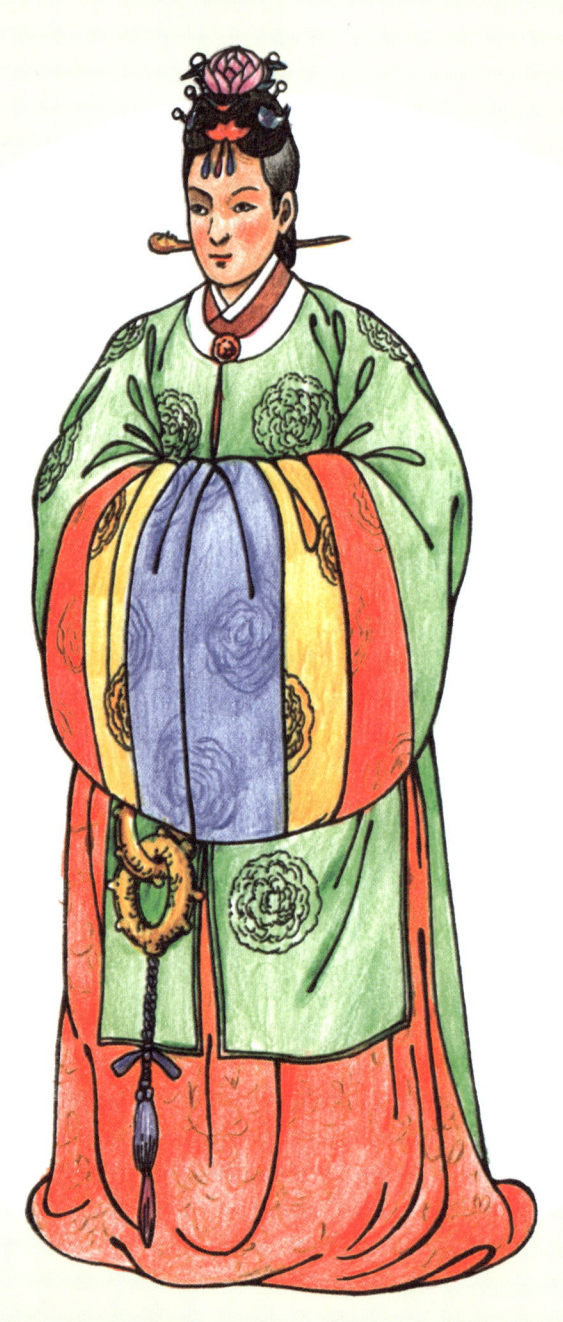

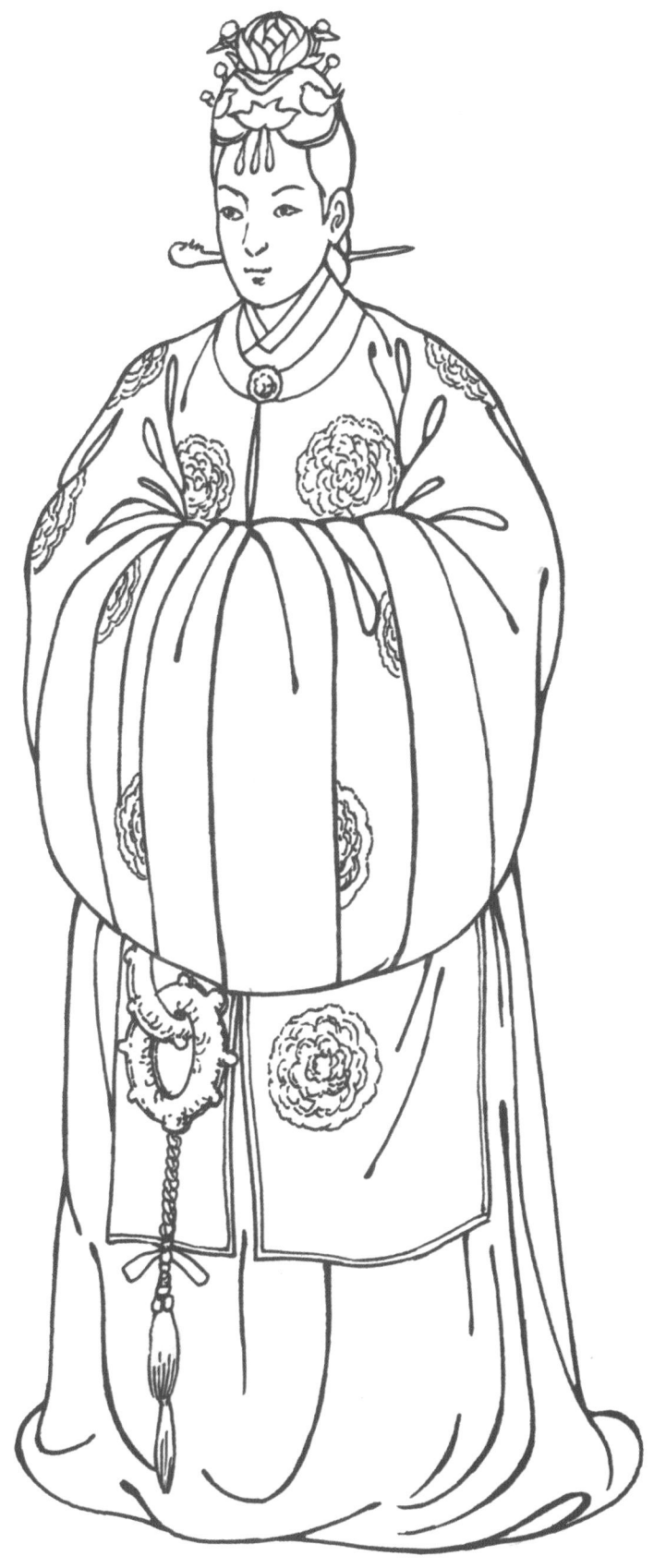

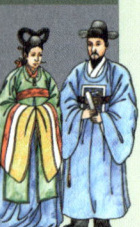

중치막(中致幕)

조선 시대 선비 계층에서 착용한 웃옷의 하나로 길이가 길고 소매가 넓으며 앞은 두 자락으로 옆은 트고 뒤는 한 자락으로 만든 옷입니다. 조선 시대 후기로 갈수록 평민도 함께 입었으나 옷의 색을 선비는 푸른색, 평민은 흰색으로 구분하여 신분을 구별하여 착용하도록 한 옷입니다.

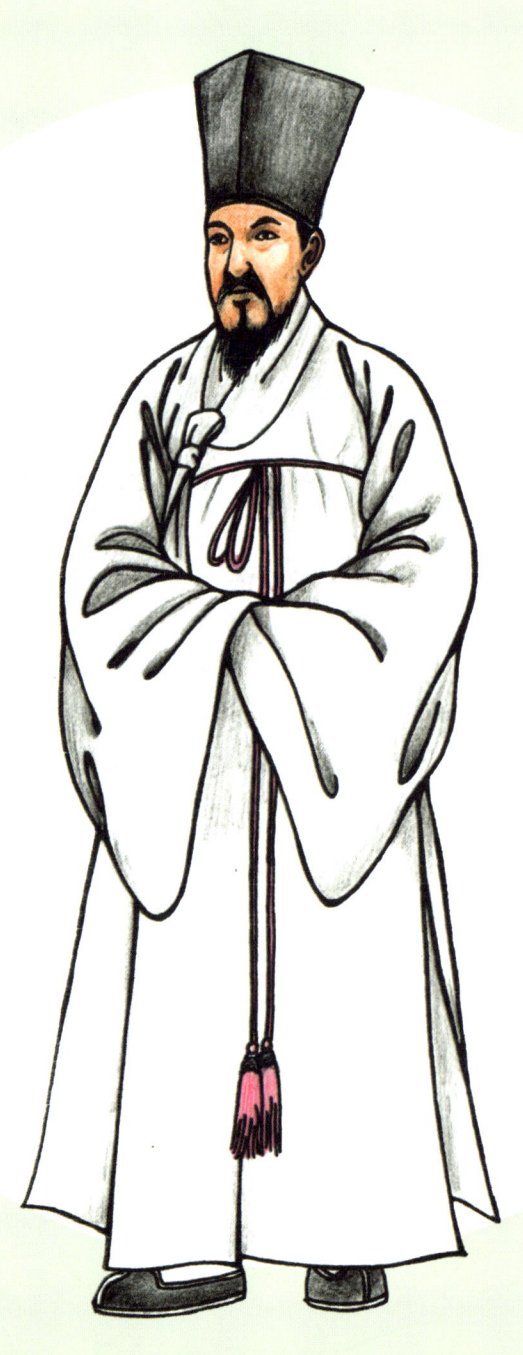

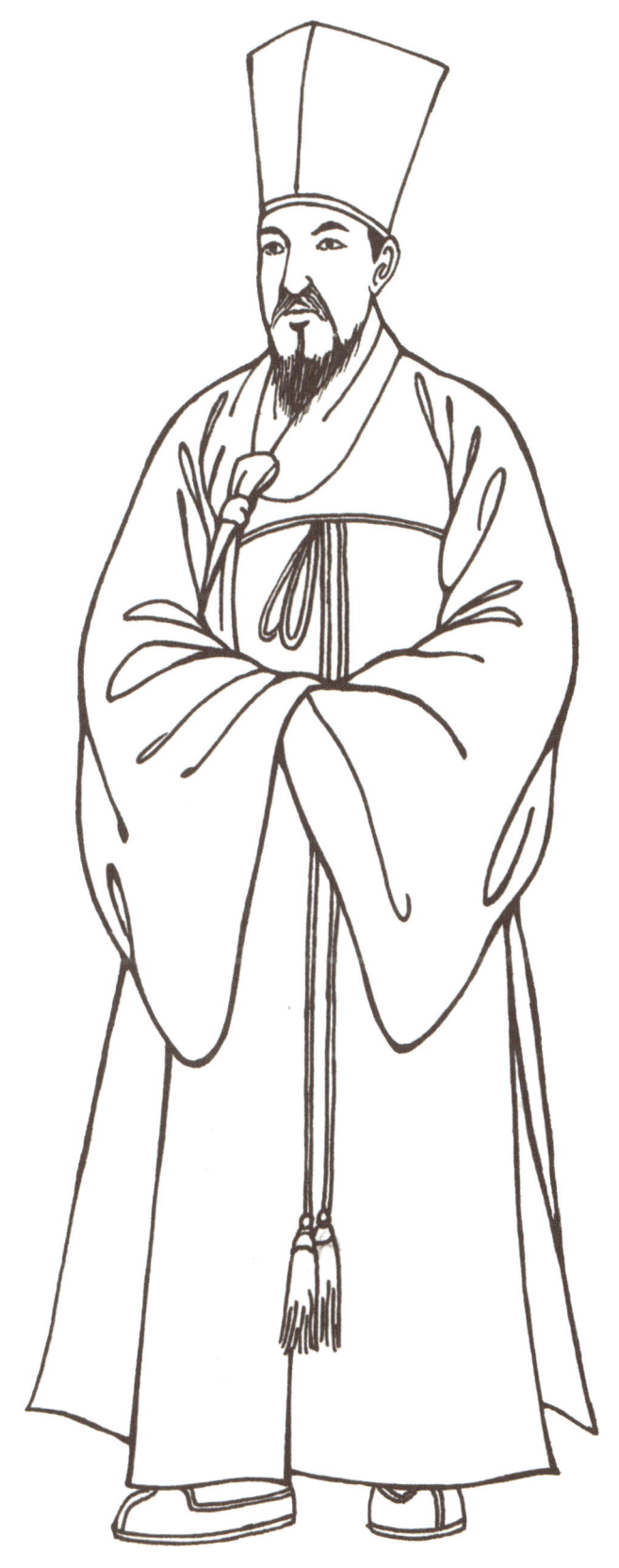

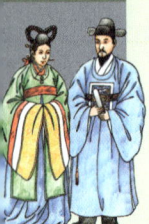

무관군복(武官軍服)

동다리(소매가 좁은 옷) 위에 전복을 덧입고 허리에는 전대(戰帶)를 두른 후 환도(環刀)를 찼으며 손에는 등채(채찍)을, 머리에는 산수털벙거지를 쓰고 수혜자(水鞋子)를 신어 무관으로서의 위엄을 나타낸 옷입니다. 우리에게 사또가 입은 옷은 19세기의 군복이라 하겠으며 왕의 행차 시 대신 이하 문무백관들이 모두 이 옷을 입었다고 합니다.

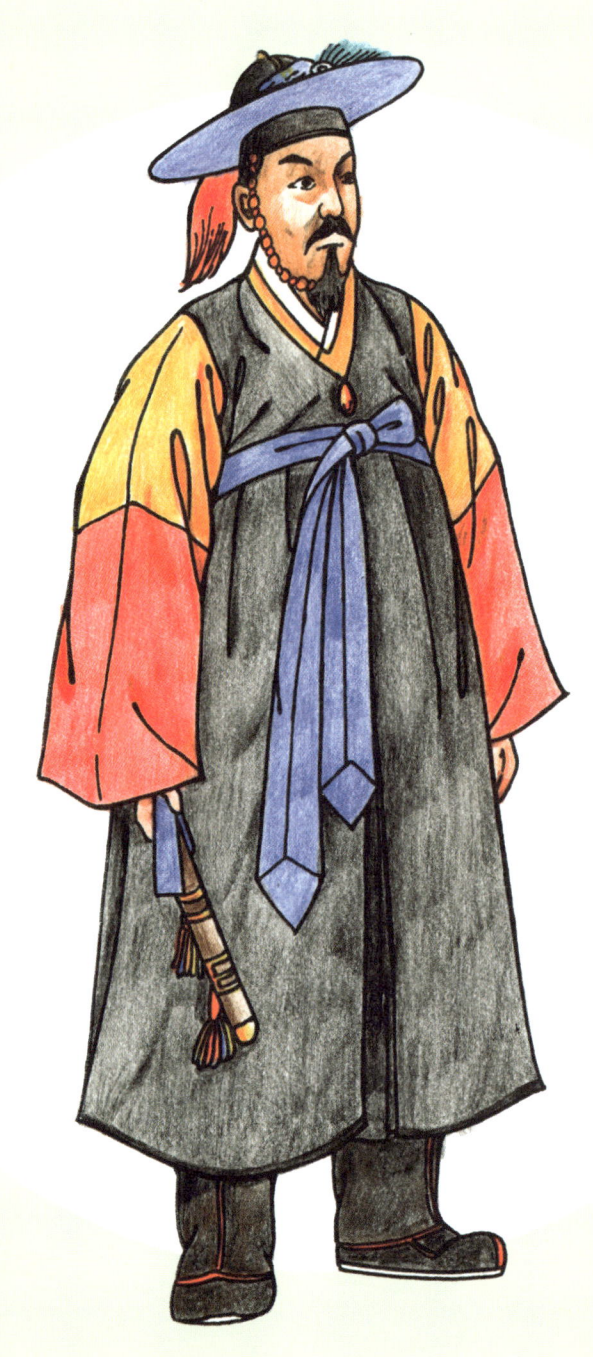

회상을 부르는
전통의상

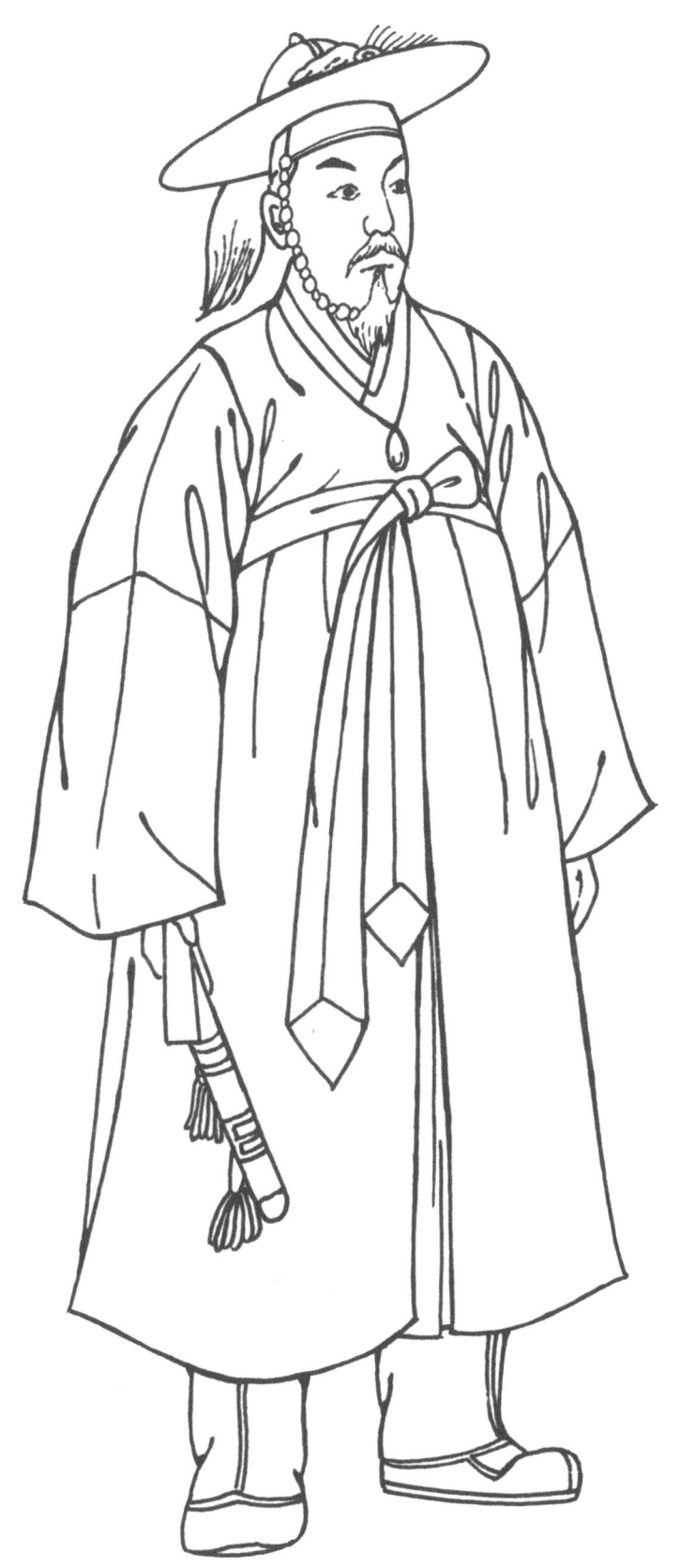

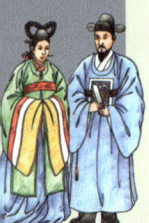

전복(戰服)

조선 시대 초기 문무관이 평시 입었던 옷으로 소매가 없고 길이가 긴 조끼 형태의 옷으로 조선 시대 말인 고종 31년인 1894년을 시작으로 관리들의 통상적인 예복으로 착용하였으며 두루마기 위에 전복을 덧입고 허리에는 실로 만든 허리띠를 둘렀습니다.

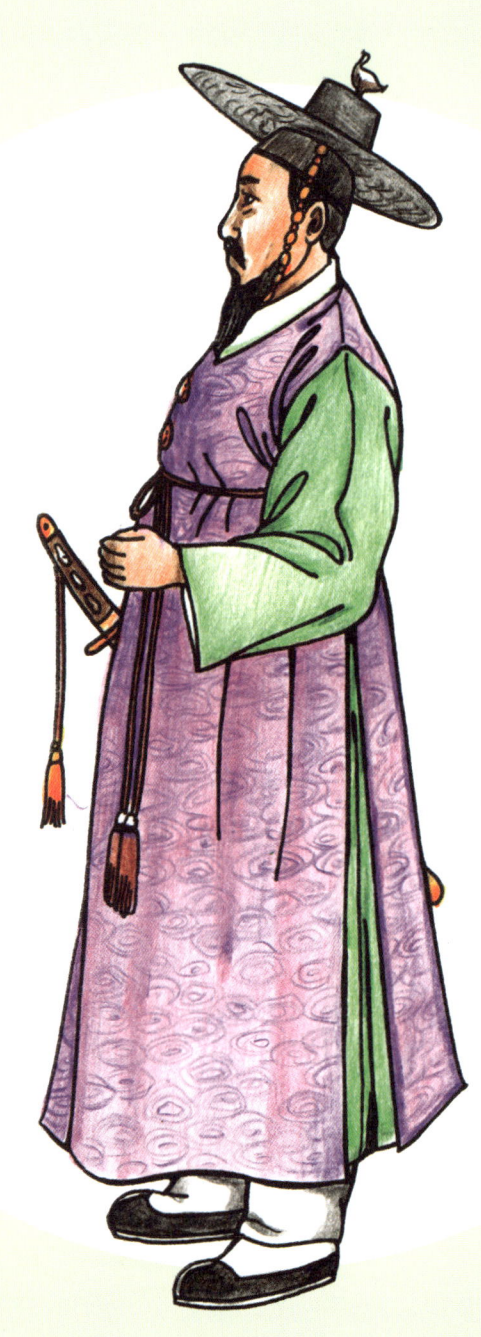

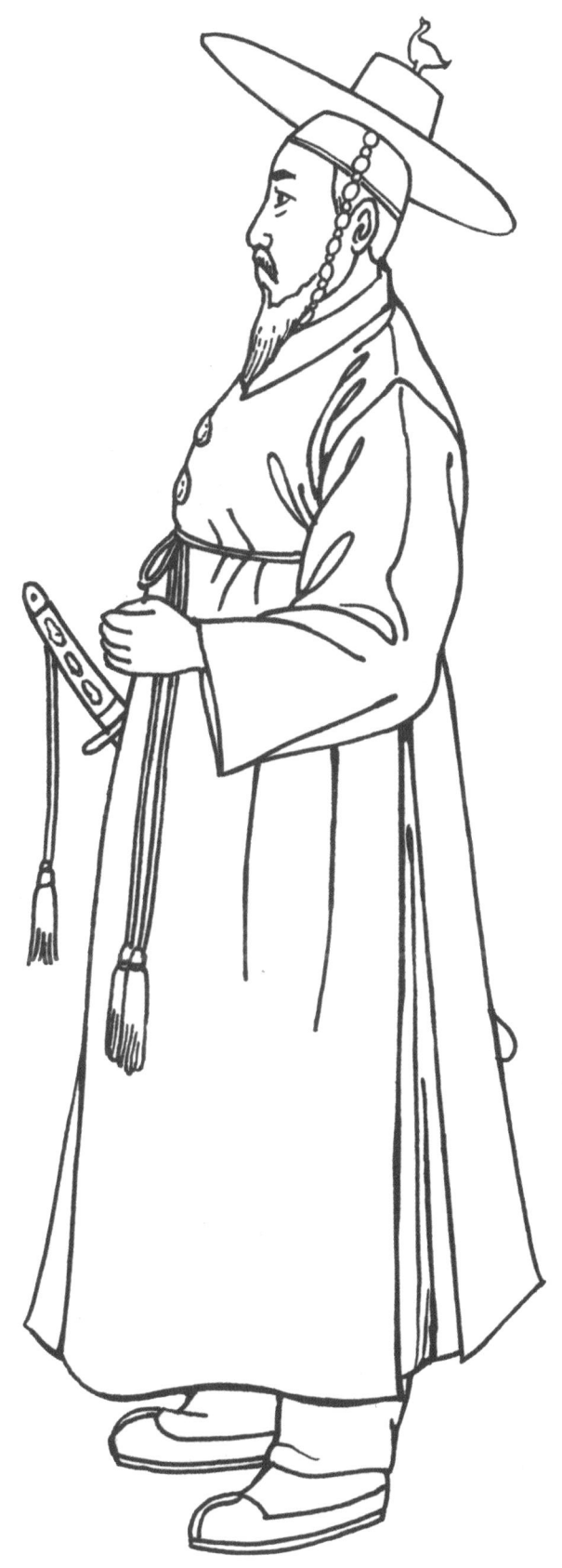

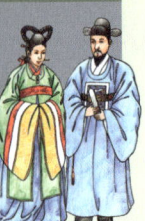

무관융복(武官戎服)

융복은 하나의 특정한 옷이라기보다는 일종의 차림새라고 합니다. 허리 아래를 넓게 하고 잣 주름을 잡아 활동성을 높인 철릭(군복)에 전대를 두르고 환도와 병부주머니를 찬 군복의 종합적인 차림새라고 할 수 있습니다. 15세기 이전까지는 일반인이 착용하던 옷이었으며 이후에는 조선 시대 무관의 평복이자 예복으로 전시에는 왕을 호종(扈從)할 때 문무관의 차림새였습니다.

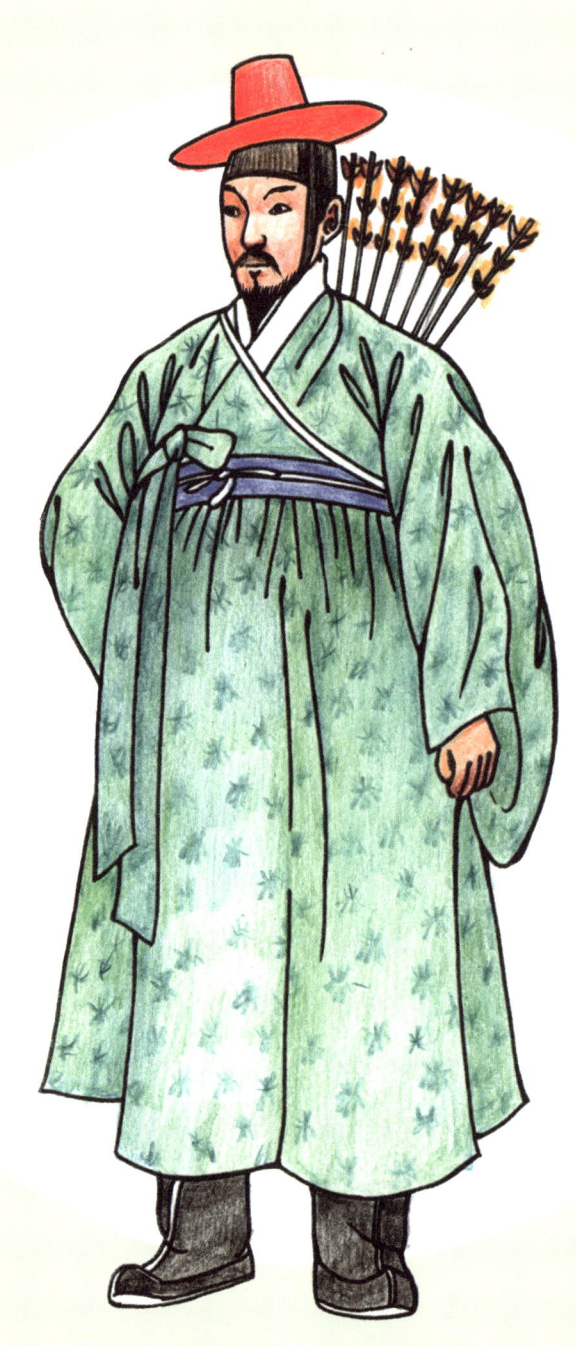

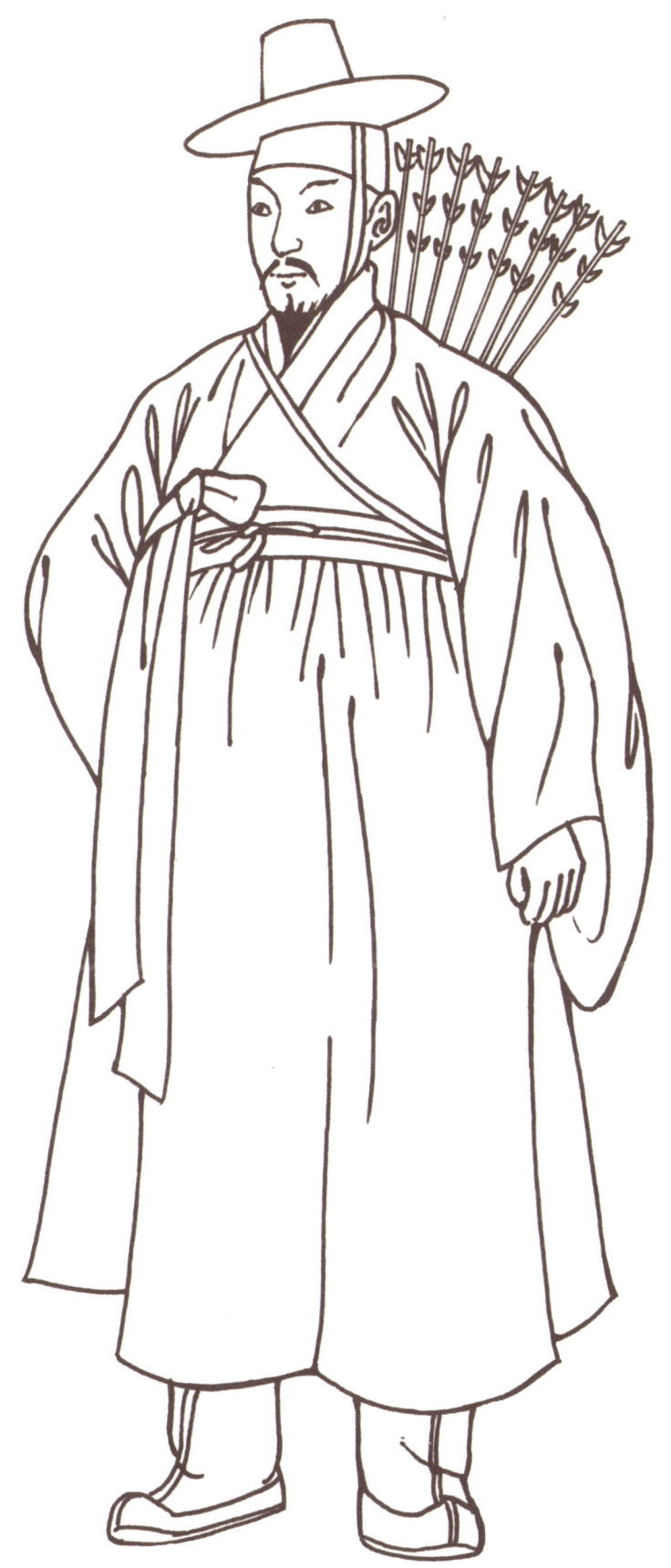

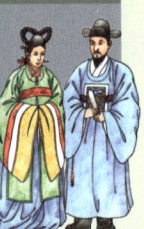

갑(鉀)옷

조선 시대 갑옷은 전장에서 적의 화살이나 창, 칼 등으로부터 몸을 보호하는 특별한 옷으로 갑옷을 구성하는 재료에 따라 여러 가지가 있습니다. 철편(쇠조각)에 수은을 입혀 가죽끈으로 엮어 만든 수은갑, 철편에 옻칠을 입혀 만든 유엽갑, 철편을 용의 비늘 모양으로 이어 만든 용린갑 등이 있습니다.

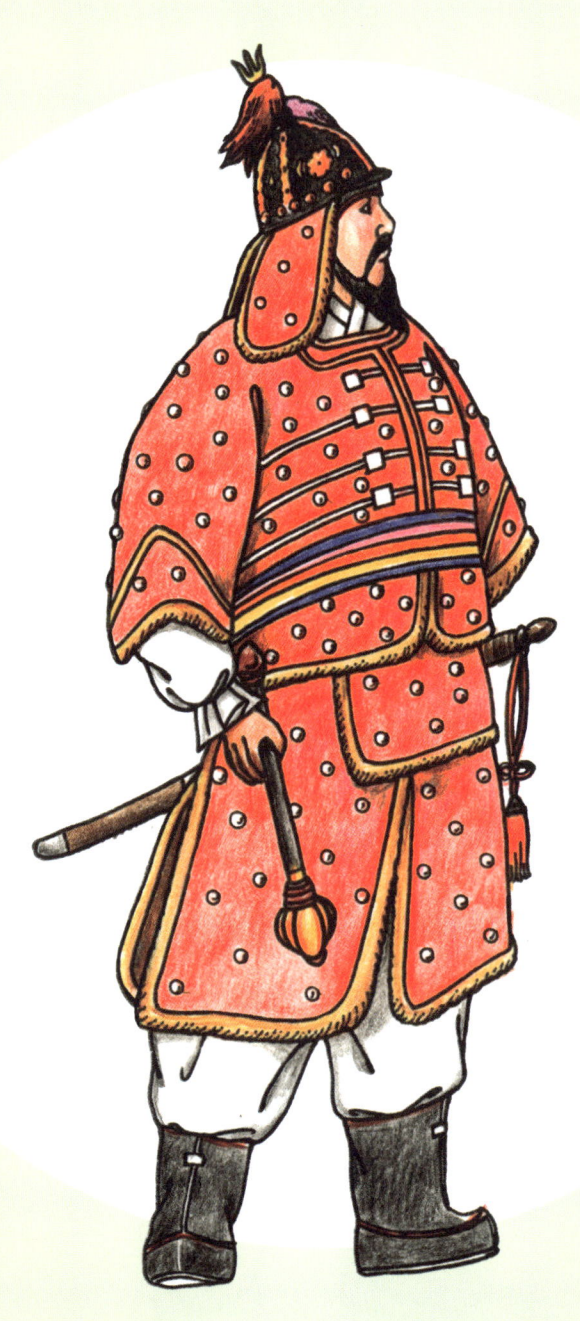

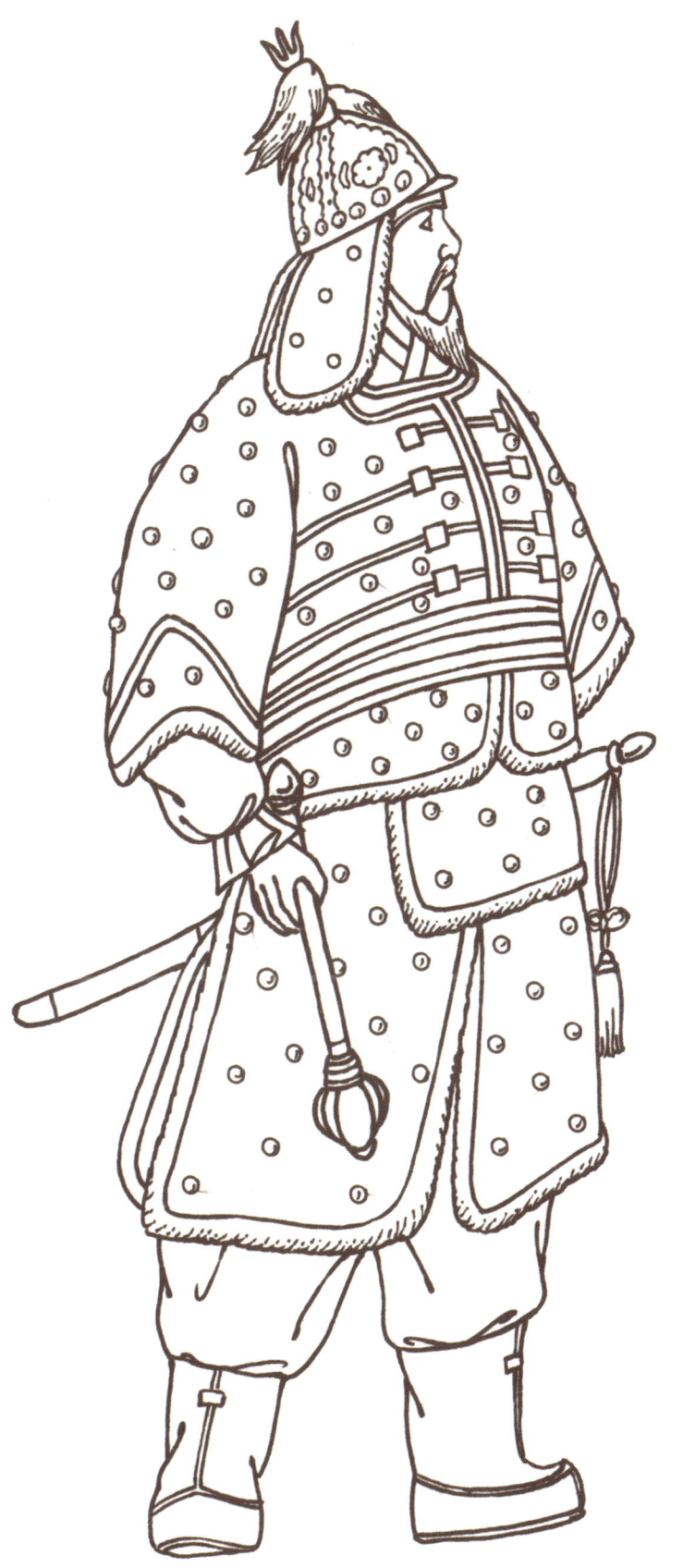

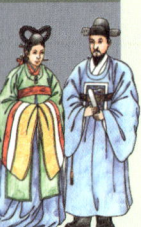

호의(號衣)

조선 시대 각 군영(영문/營門)의 군인, 마상재군(馬上才軍), 사간원 갈도(喝道), 의금부 나장들이 입었던 군복으로 앞은 두 자락, 뒤는 한 자락으로 되어있는 옷입니다. 조선 시대에는 여러 군영이 있었는데 군영마다 각기 다른 색의 호의를 입어 구분하였다고 합니다.

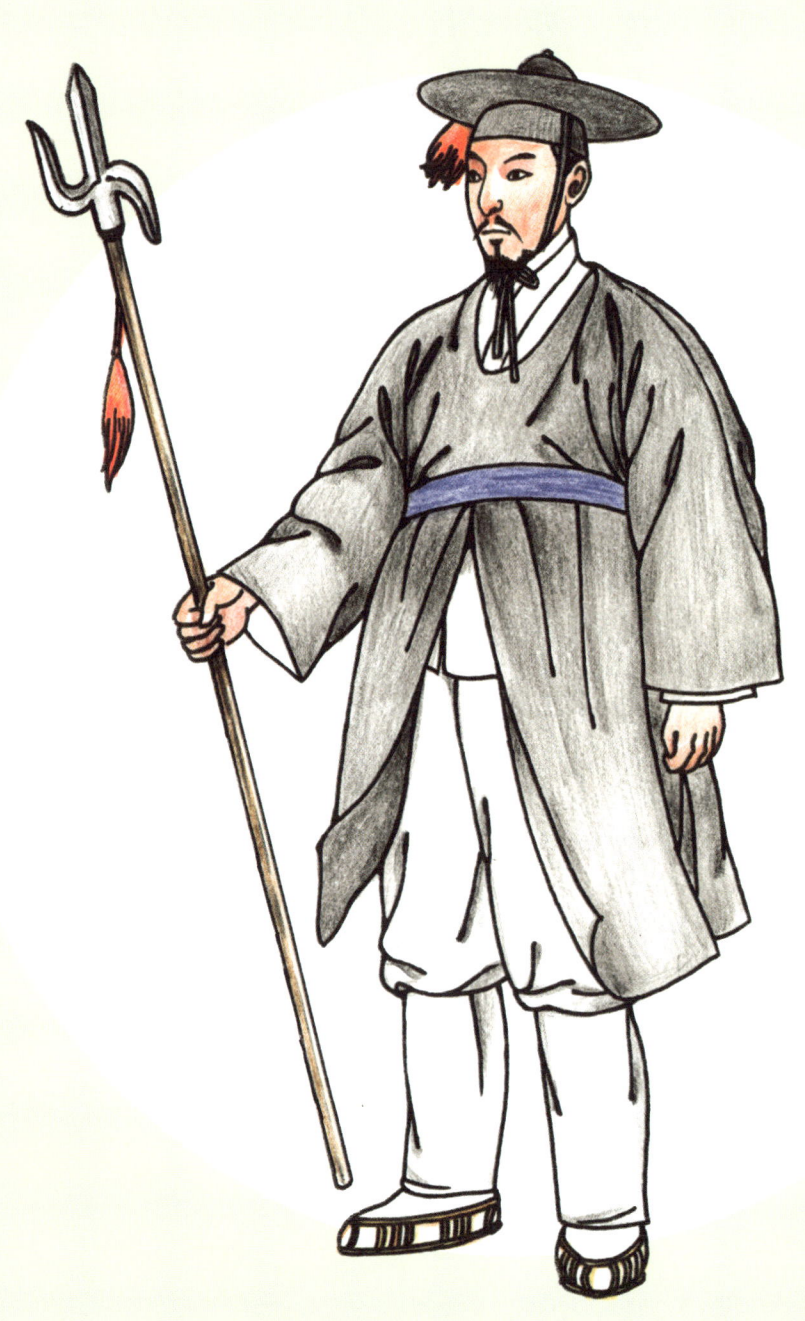

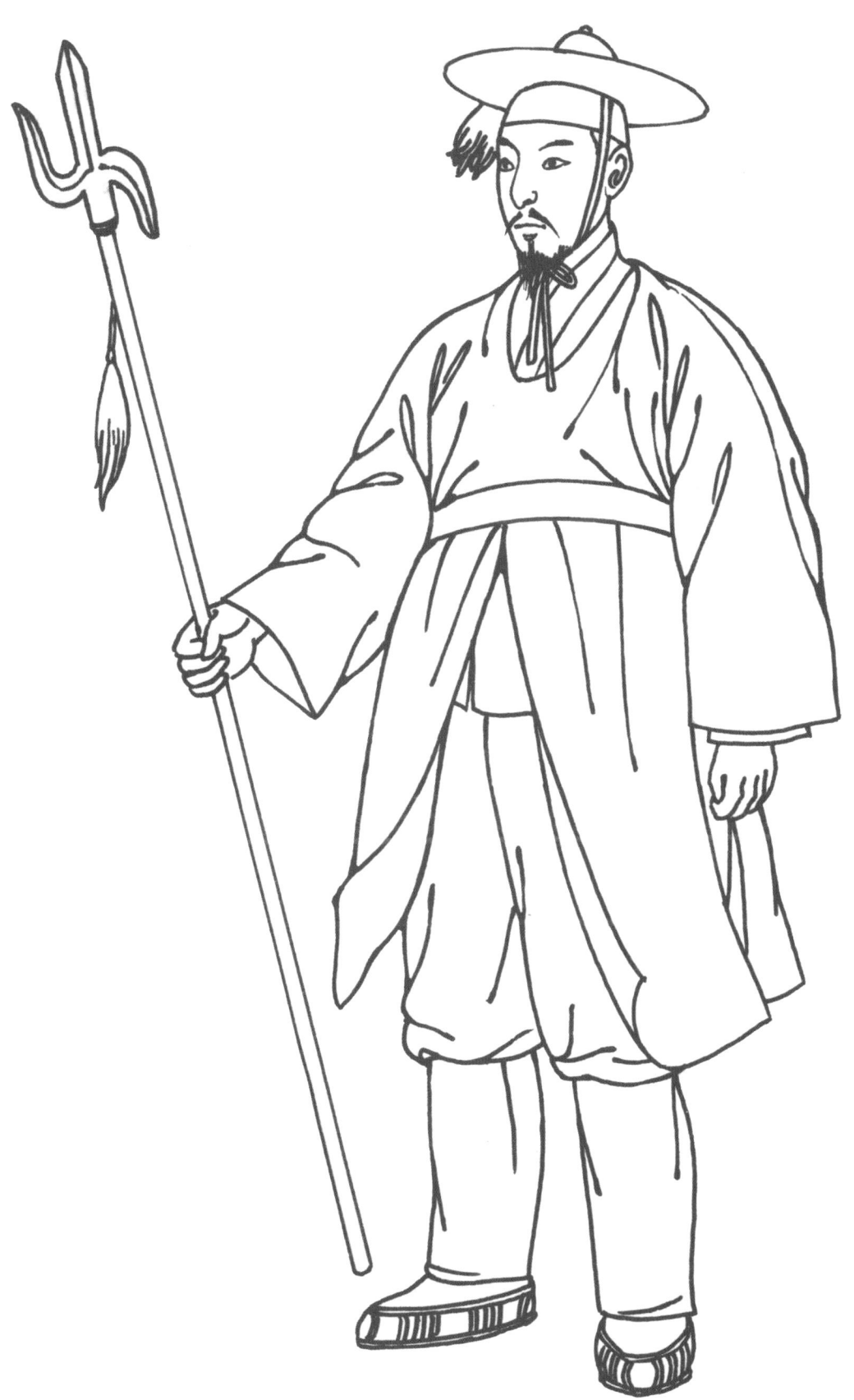

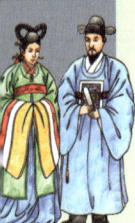

전통의상을 주제로한 회상을 부르는 컬러링북

쾌자(快子)

옆트임과 뒤트임이 있는 전복과 비슷한 겉옷으로 덧입었던 군복의 일종입니다. 왕 이하 평민이나 하급 군인, 조례(早隸/ 각 관아에서 경호, 경비 등에 종사) 하는 하급 군관 등을 이름)가 동다리 위에 걸쳐 입었으며 검무를 추는 검기(劒技)가 착용하였던 옷으로 현재까지 아기들의 돌날 입는 옷으로 널리 입고 있습니다.

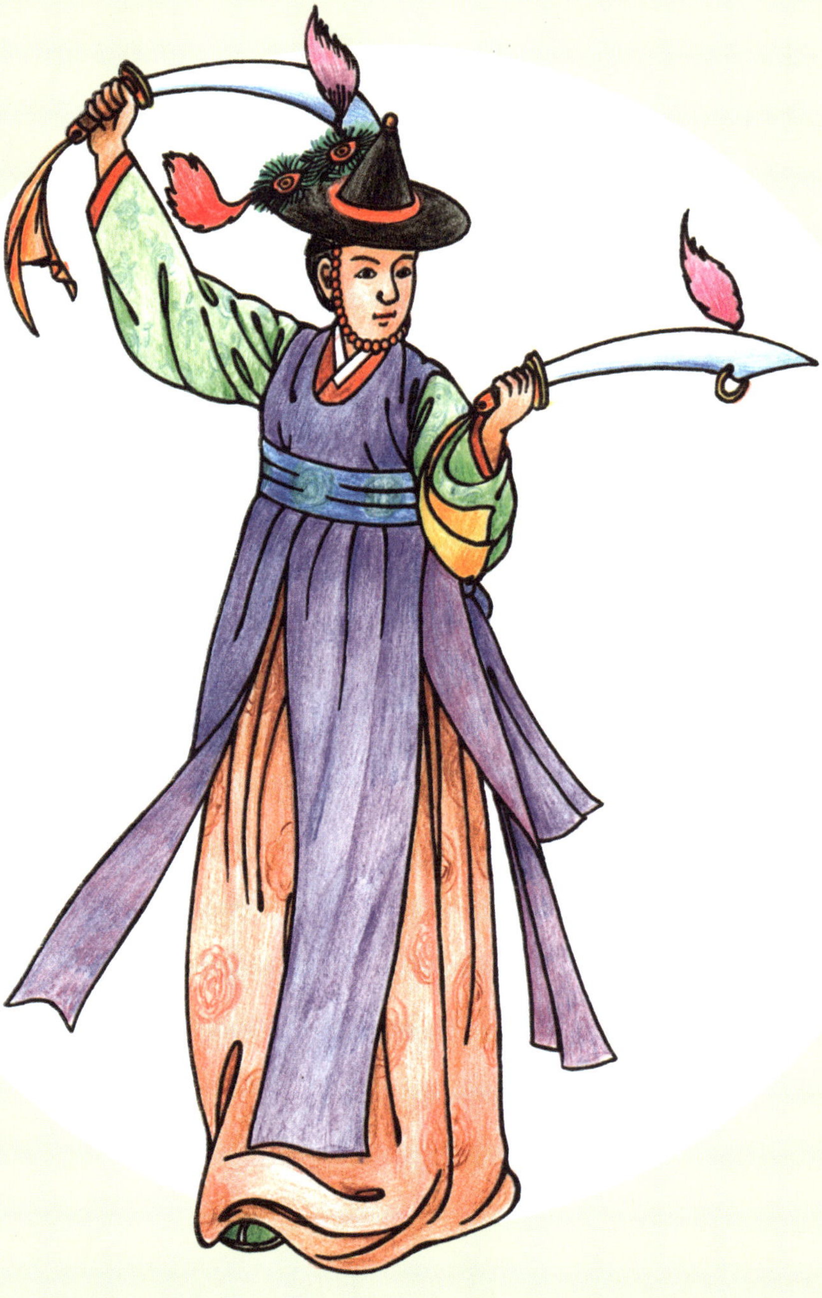

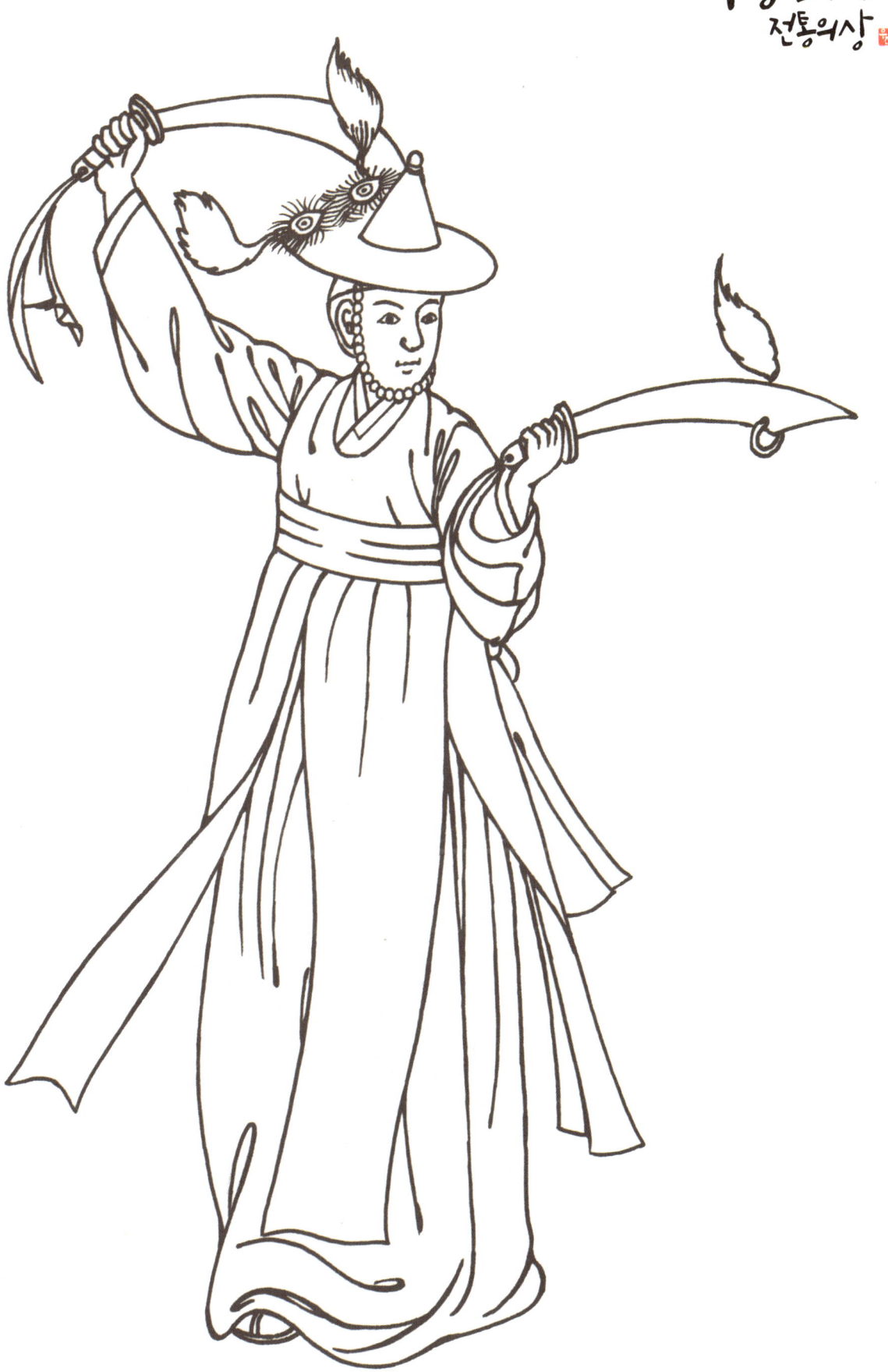

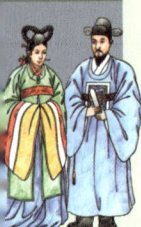

작의(鵲衣)

작의는 바탕이 검은 베(천)에 흰색 줄의 바둑판과 같은 무늬가 있는 더그레(세 자락의 웃옷)입니다. 금부의 나장이 착용하던 옷으로 TV드라마 등에서 죄인을 심문할 때 자주 보아온 옷입니다.

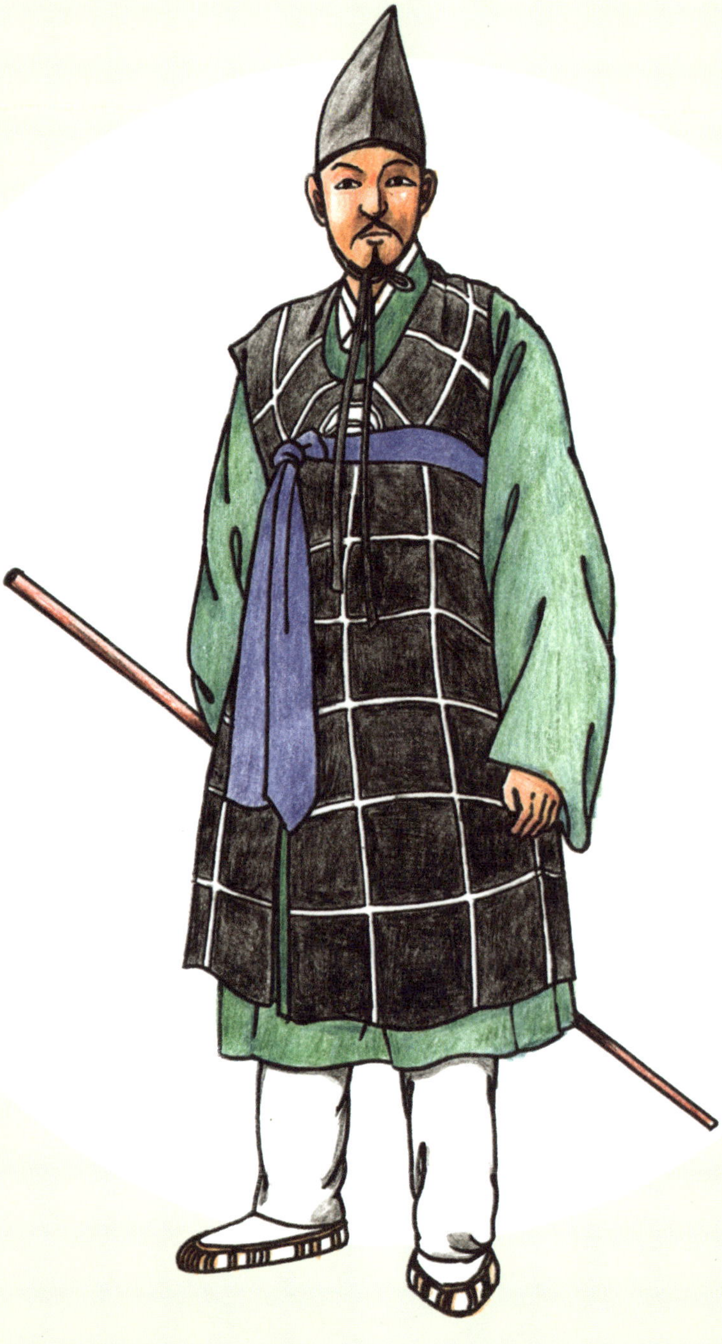

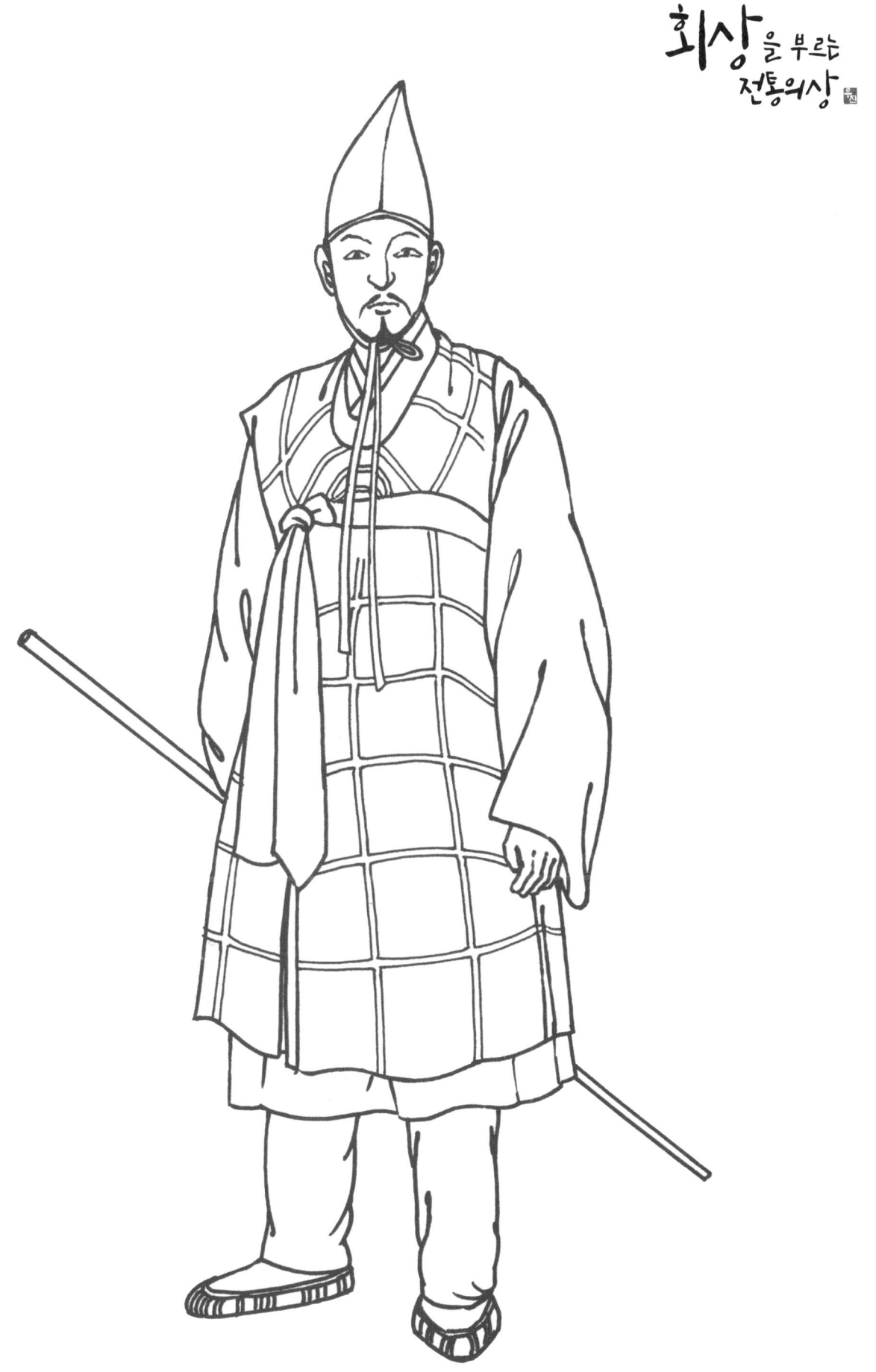

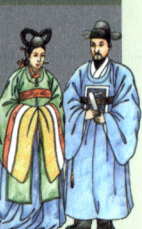

먹 장삼(長衫)

먹 장삼은 검은색의 장삼으로 비단이나 베로 만들었습니다. 가사와 함께 승려들이 착용하던 승려들의 정장입니다. 먹 장삼은 어깨에 두른 가사와 함께 착용한 법의(法衣)로. 종파에 따라 각기 다른 색과 형식으로 엄격하게 규정하여 착용하였습니다.

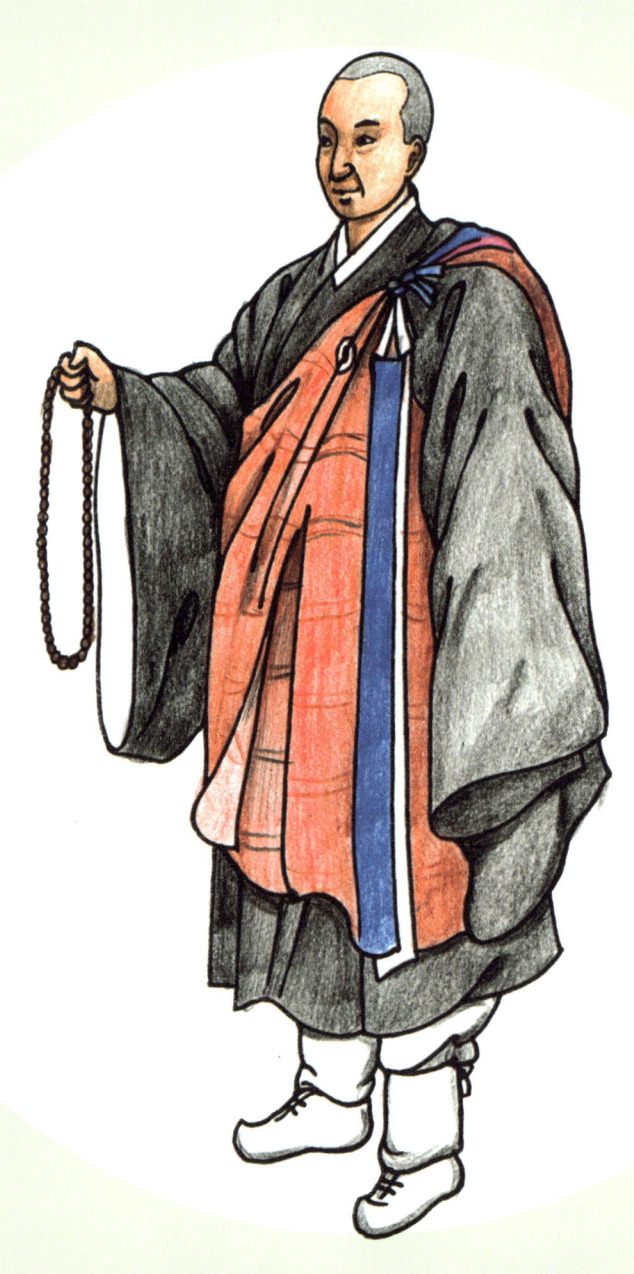

회상을 부르는
전통의상

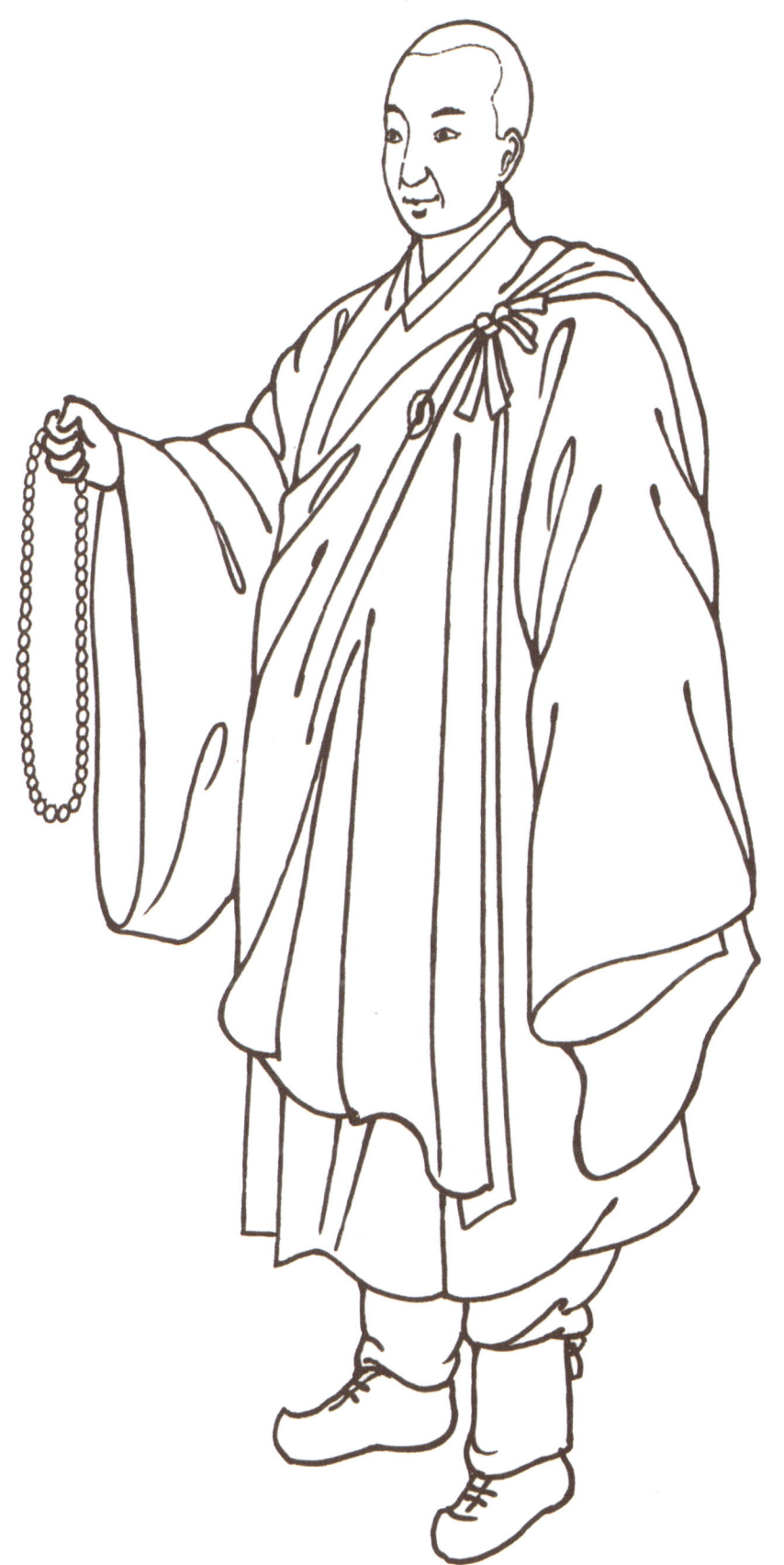

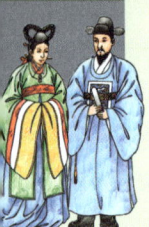

황초삼(黃綃衫)

무대 복식의 웃옷으로 소매가 짧고 앞과 뒤를 텄으며 앞섶은 밀화(蜜花) 단추(한복의 마고자에 달린 밀랍 같은 누런색의 호박琥珀)를 걸게 하였고 오색한삼 五色汗衫(붉은색, 황색, 녹색, 청색. 흰색의 다섯 가지 색동 헝겊으로 만든 한삼으로 여인이 예장을 할 때나 무희가 사용)을 달았습니다.

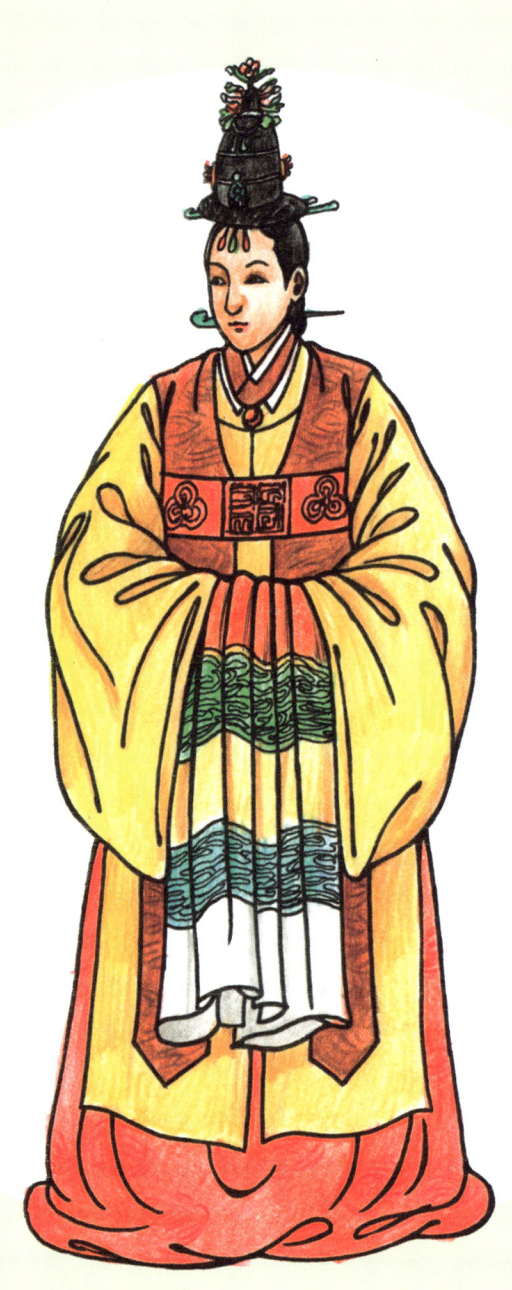

회상을 부르는
전통의상

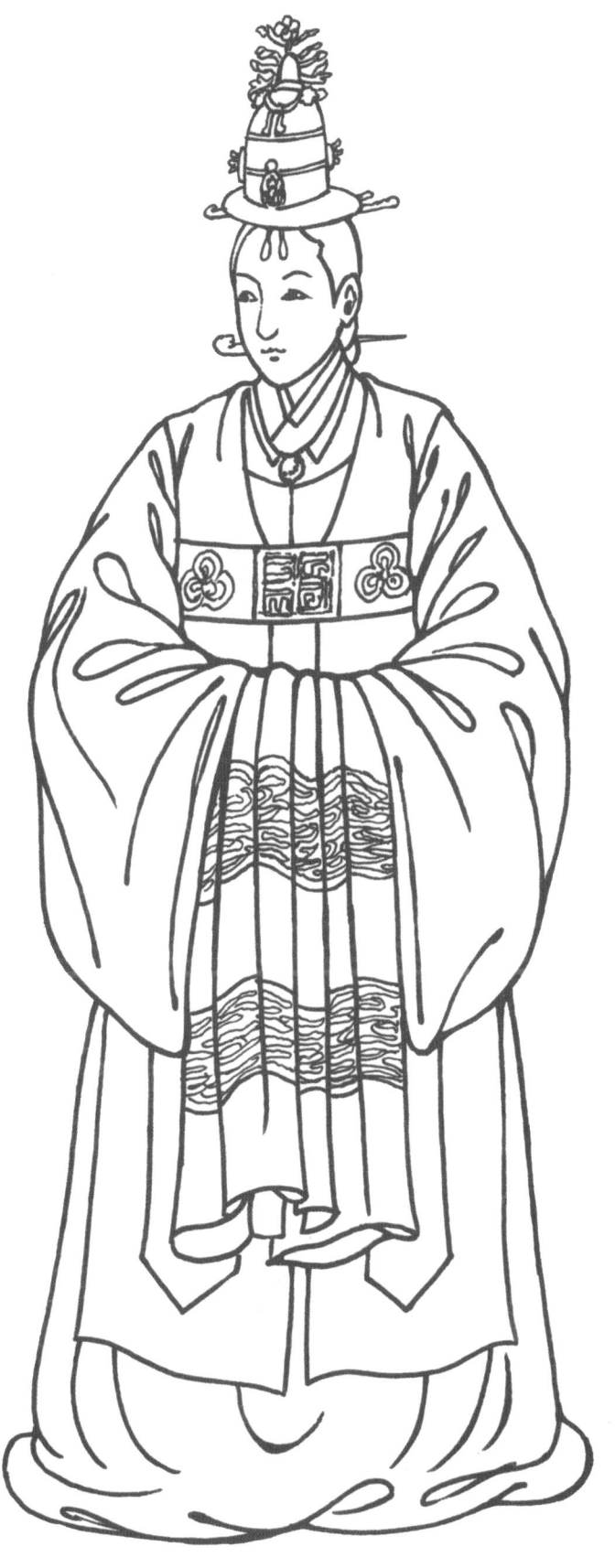

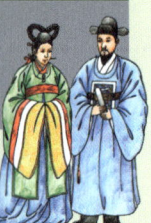

창의(氅衣)

조선 시대 선비들이 착용하던 의복으로 소창의(小氅衣), 대창의(大氅衣), 중치막(中致幕)의 세종류가 있습니다. 창의는 창옷이라고 하며 소창의를 말합니다. 창의는 소매가 좁고 길이는 비교적 길지 않으며 양옆이 트여있는 옷으로 대창의와 중치막안에 입었으며 집안에서 입기도 하였습니다. 중치막을 입을 수 없는 평민과 천민들이 겉옷으로 입던 옷이었습니다.

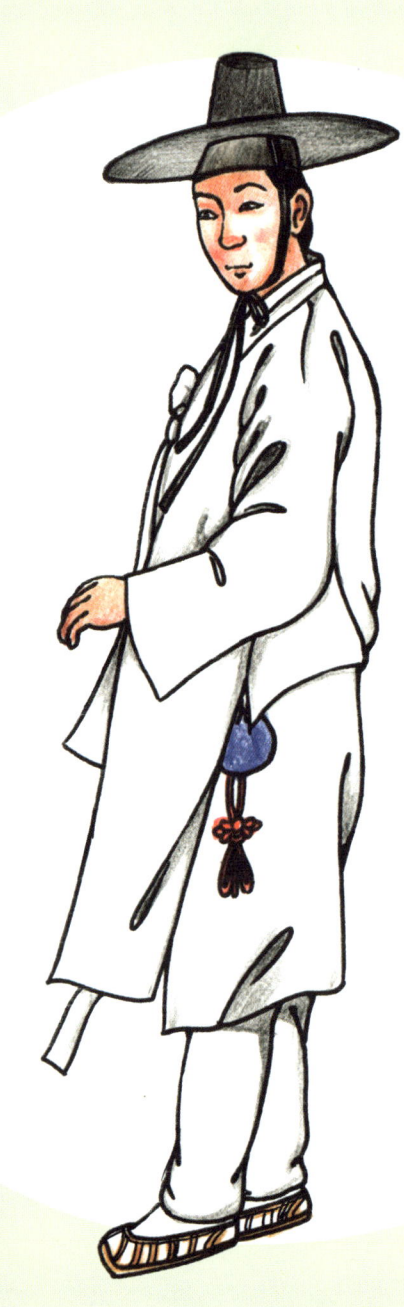

회상을 부르는
전통의상

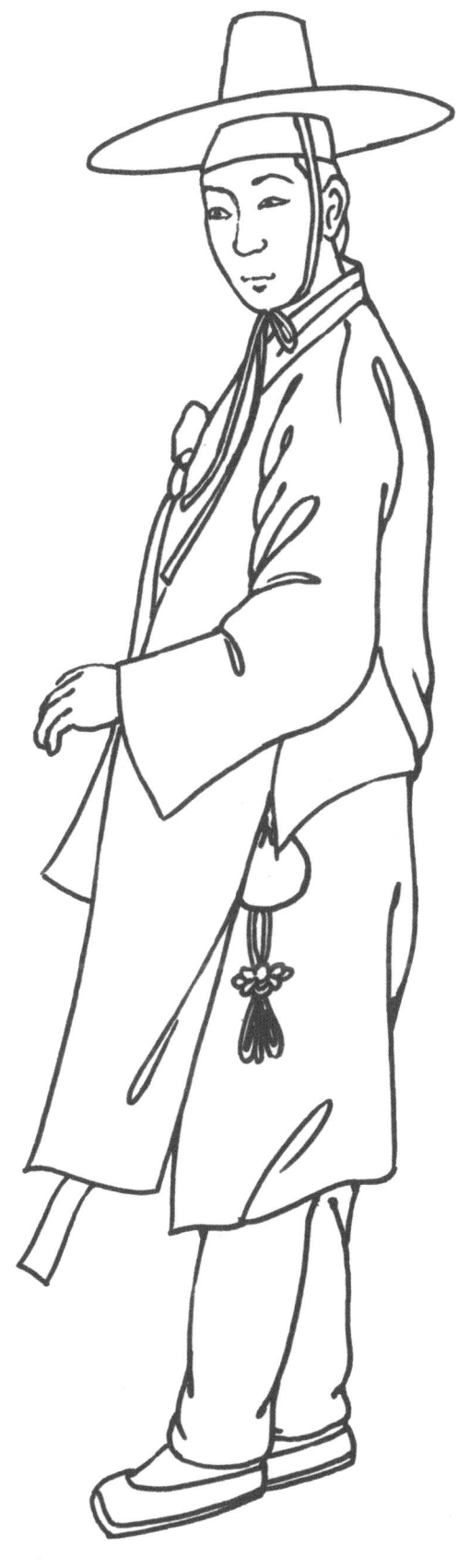

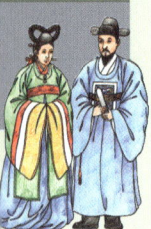

전통의상을 주제로한 회상을 부르는 컬러링북

도롱이

짚이나 싸리 껍질 등을 엮어 허리와 어깨에 걸쳐 두르는 비 오는 날 입는 우장(雨裝)으로 농부나 어부들이 비옷으로 착용하였습니다.

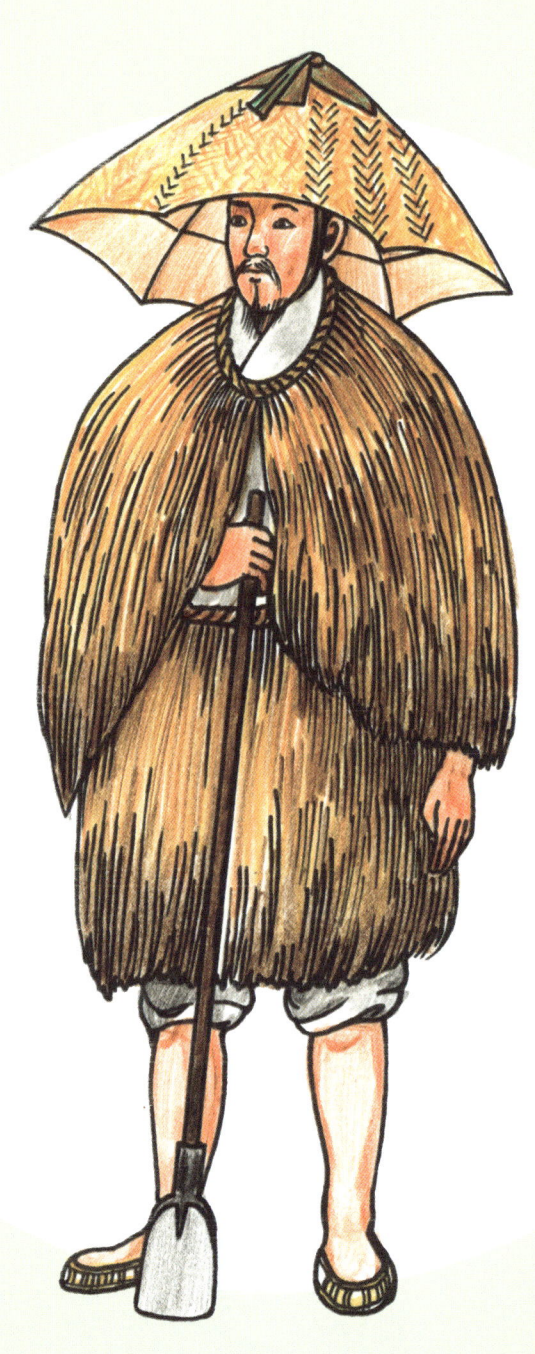

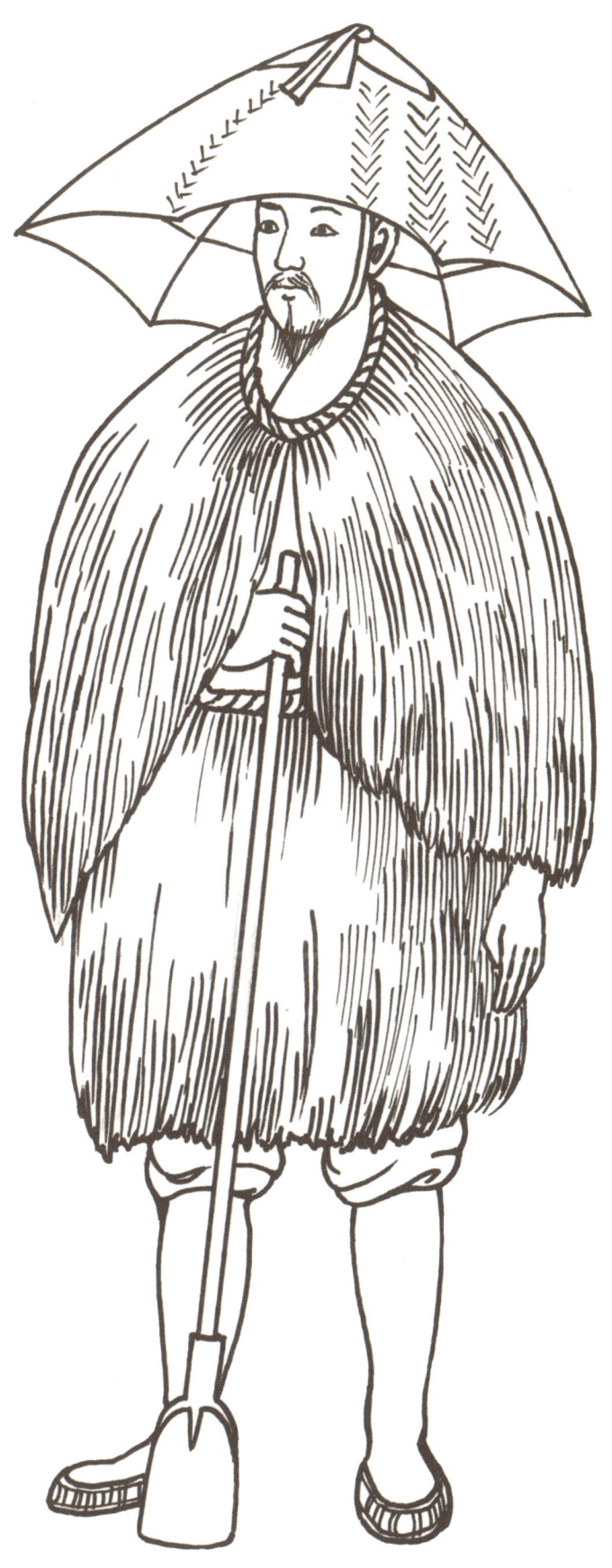

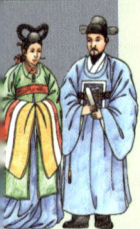

남(藍)철릭

조선 시대 정삼품 당상관이 입었던 관복으로 머리에는 붉은 대갓에 공작새의 깃털 등을 꽂고 수혜자를 신었습니다. 당상관(堂上官)은 남색의 옷을 당하관(堂下官)은 붉은색의 옷을 착용하였습니다.

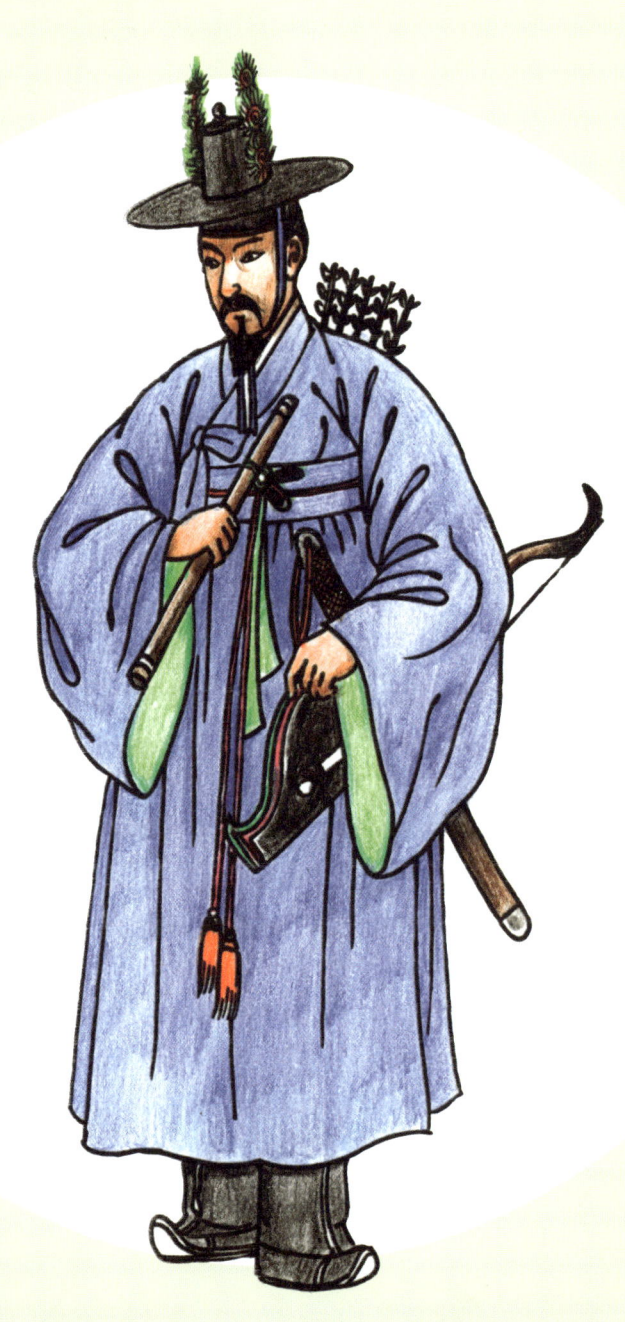

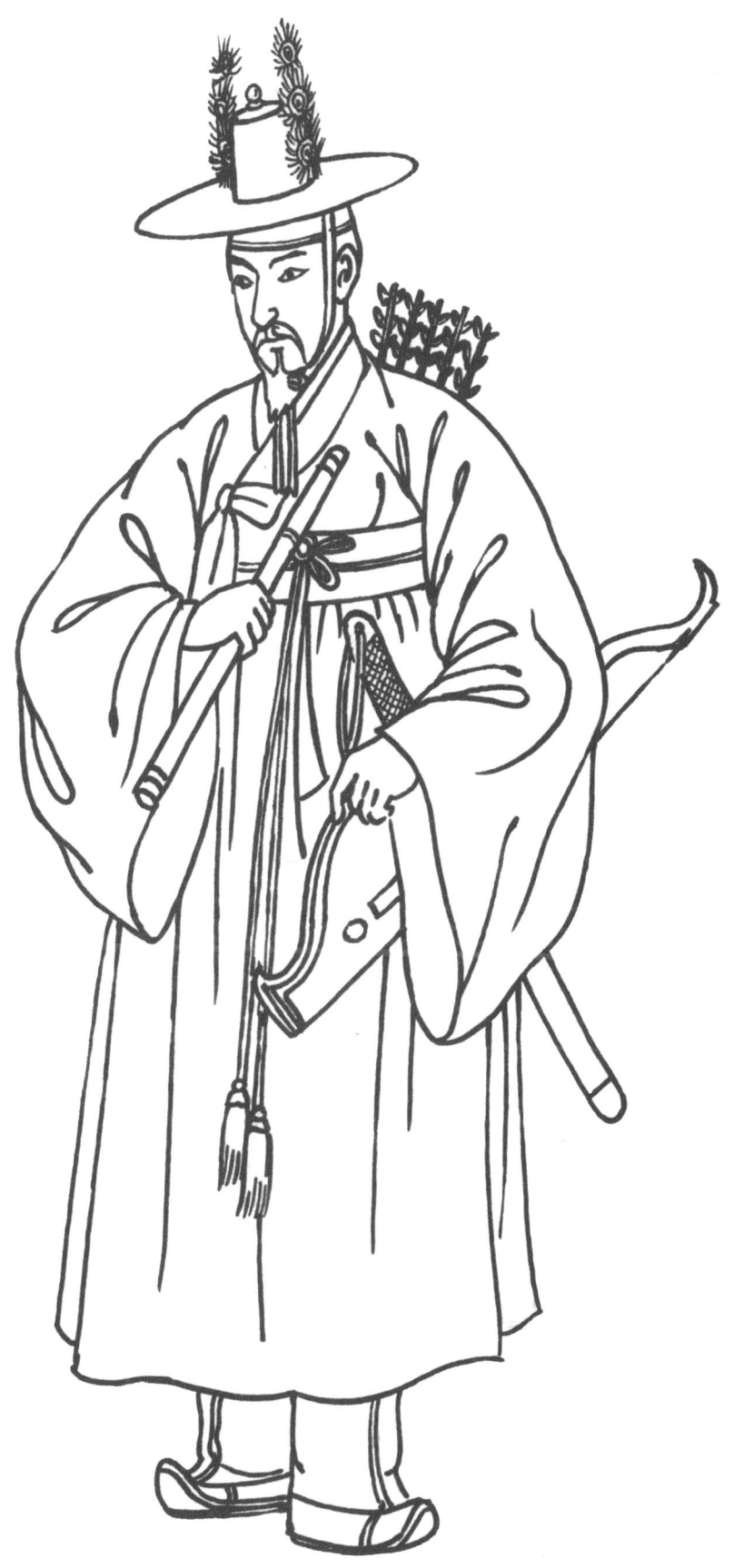

회상을 부르는
전통의상

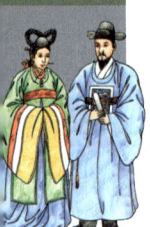

홍주의(紅紬衣)

무대 복식의 하나로 악공들이 겉옷으로 입었으며 머리에 화화복두(畵火幞頭)나 국화복두를 썼습니다. 악공의 복식은 여러 종류이며 홍주의紅紬衣(조선 시대 후기 악공들이 입었던 붉은색 두루마기 형태의 관복)와 녹라포(綠羅袍)에 검은 선을 두른 중단을 입으며 오정대와 금등야대(악공들이 공복을 입을 때 두르는 허리띠)를 하고 흑피화나 오화흑화를 신었습니다. 홍주의를 빨간색으로 예쁘게 색칠하여 완성하여 보세요.

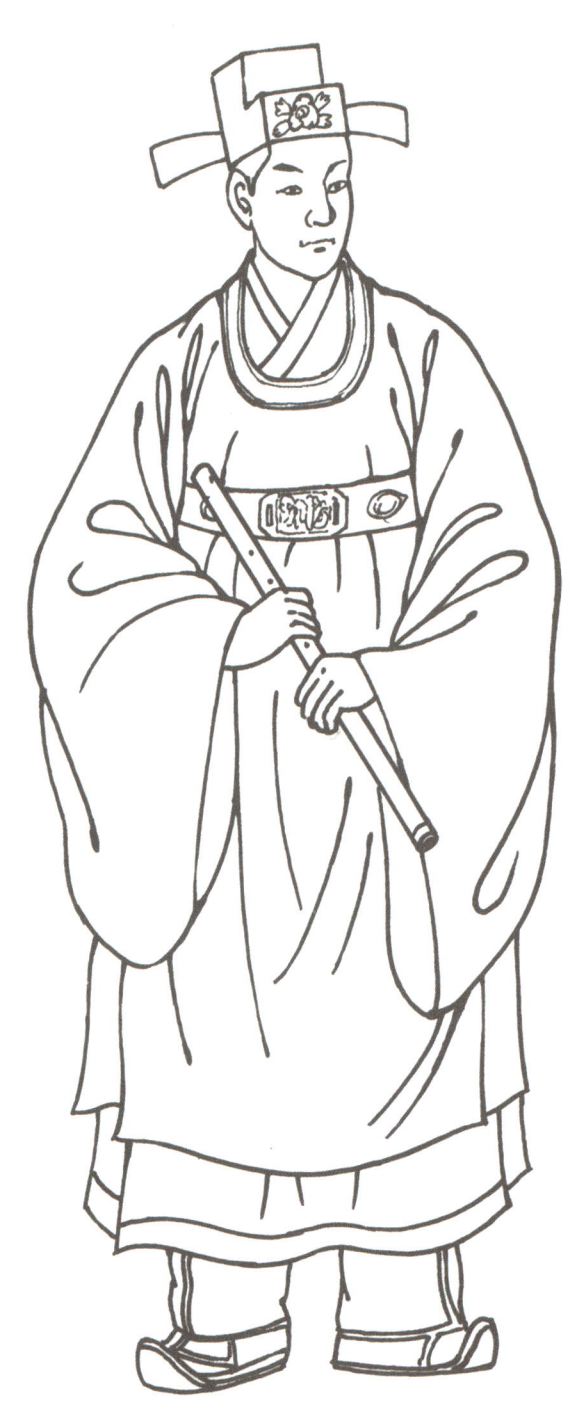